DR. MED. EGOR EGOROV
NICOLE FRANKE-GRICKSCH

6 ATEMZÜGE UND NIE WIEDER GESTRESST

DAS TRAININGS PROGRAMM FÜR MEHR GELASSENHEIT

INHALT

VORWORT

6 Atemzüge sind der einfachste Weg zu weniger Stress und mehr Gelassenheit. Man muss nur weniger atmen und schon schaltet der Körper vom Stressmodus in den Entspannungsmodus um. Das klingt zu einfach, um wahr zu sein? Nun, es ist wahr, und dieses Buch zeigt ganz praktisch, wie es geht. Leider ist es gar nicht leicht, weniger zu atmen, vor allem, wenn man unter Stress steht. Die meisten Menschen atmen unter normalen Umständen 9- bis 16-mal pro Minute. Stress beschleunigt die Atmung noch zusätzlich. Für 6 Atemzüge pro Minute müsste die Atemfrequenz also im äußersten Fall mehr als halbiert werden. Die praktischen Anleitungen in diesem Buch werden Ihnen zweierlei ermöglichen: Ihnen wird Stress weniger ausmachen und Sie bleiben länger gelassen. Und wenn es doch einmal stressig wird, können Sie quasi auf Knopfdruck mit 6 Atemzügen entspannen.

Die Methode der 6 Atemzüge hat sich keine Marketingabteilung ausgedacht. Etliche wissenschaftliche Studien bestätigen deren Wirkung. Außerdem gibt es eindrucksvolle Vorbilder, die diese Atemweise praktizieren. Indische Yogis reduzieren ihre Atemfrequenz, um inneren Frieden zu finden. Wer es weniger spirituell mag und eher von »harten Kerlen« lernen will: Elitesoldaten werden darauf getrimmt, ihre Atmung als Geheimwaffe gegen Stress zu verlangsamen. In diesem Buch werden Sie daher Übungen sowohl von indischen Yogis als auch von harten Kerlen finden. Dass 6 Atemzüge auch in Extremsituationen helfen, zeigen Untersuchungen mit Überlebenden der 9/11-Terrorattacken.

Wer nicht auf dem Pfad der Erleuchtung wandelt oder auch sonst keinen Grund hat, seine Atmung zu kontrollieren, zählt seine Atemzüge wahrscheinlich nicht. Warum auch? Wir atmen und es geschieht von ganz allein. Wie wir atmen, spielt im Alltag normalerweise keine Rolle. Selbst wenn wir gestresst sind, denken wir eher an ein Glas Rotwein zum Abschalten oder an einen Urlaub zur Erholung. Selbst der Hausarzt interessiert sich beim jährlichen Check-up selten für unsere Atemweise. Doch mit dieser lässigen Haltung bringen wir uns um das beste Mittel zur Stressbewältigung: unsere Atmung.

Jeder Mensch sollte wissen, wie oft er in der Minute Luft holt. Die Atemfrequenz verrät nämlich nicht nur, wie weit man vom Ziel der 6 Atemzüge pro Minute entfernt ist, sondern auch, wie gut der Körper mit Stress umgehen kann. Denn was die meisten Menschen nicht wissen und auch selten an sich bemerken: Der Körper erhöht die Atemfrequenz von ganz allein als Reaktion auf Stress. An der Atemfrequenz lässt sich der Stresspegel messen. Deshalb beginnt dieses Buch mit einem Atemanhaltetest, damit Sie Ihren Zustand überprüfen können.

Eng mit der Atemfrequenz verbunden ist die Art, wie jemand atmet. Wer durch den Mund atmet, muss durchschnittlich häufiger pro Minute Luft holen als jemand, der die Nase nutzt. Allein über die Umstellung von Mund- auf Nasenatmung kann man seine Stressresistenz also schon erhöhen, weil man weniger Atemzüge pro Minute braucht. Für unseren Körper ist bereits jeder Atemzug durch die Nase ein kleines Entspannungsprogramm.

Eine weitere Maßnahme ist, den Körper darauf zu trainieren, dass er mit weniger Sauerstoff klarkommt, als er es gewohnt ist. Ein leichter Sauerstoffmangel ist für unseren Körper immer ein Anreiz, seine inneren Abläufe so zu optimieren, dass er uns in Zukunft selbst bei Belastungen länger mit Energie versorgen und vor Stressfolgen schützen kann. In diesem Buch finden Sie Trainingsprogramme für Atemübungen und ein simuliertes Höhentraining mit einem Hypoxiegerät als wirkungsvolle Ergänzung. Sie animieren den Körper sanft, seine Widerstandskraft bei Stress zu erhöhen. Sie können beide Methoden kombinieren oder einzeln anwenden. Egal, wie Sie sich entscheiden: Wenn Sie dranbleiben, werden Sie innerhalb von 4 Wochen in stressigen Situationen gelassener bleiben.

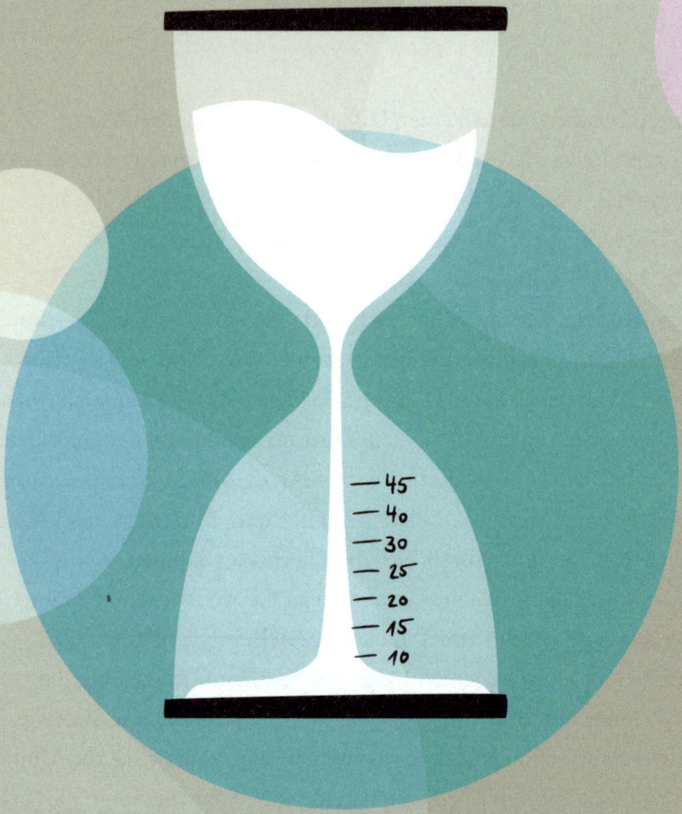

1 Die eigene Stressresistenz messen

Wie gut kann Ihr Körper mit Anspannung und Stress umgehen? Wenn Sie es innerhalb von ein paar Minuten wissen wollen, dann machen Sie einen Atemanhaltetest.

Selbst einzuschätzen, wie gut der eigene Körper mit Belastungen umgehen kann, ist nicht leicht. Ein Atemanhaltetest zeigt einfach und schnell, ob das körpereigene Stressmanagement in Topform ist oder in einem Zustand, der sich noch optimieren lässt.

Es gibt verschiedene Atemanhaltetests, etwa die Kontrollpause, den Stange- oder den BOLT-Test. Sie unterscheiden sich nur durch Details. Bei dem im Folgenden beschriebenen Atemanhaltetest geht es nicht darum, wie lange man die Luft anhalten kann, sondern nur um die Zeitspanne, bis der erste Atemimpuls einsetzt, also die ersten unwillkürlichen Bewegungen Ihrer Atemmuskulatur. Die Aussagekraft ist dann deutlich höher, weil der Atemanhaltetest Menschen mit einer hohen Willenskraft nicht in Versuchung führt, möglichst lange durchzuhalten.

Während der Atem angehalten wird, nimmt die Sauerstoffkonzentration im Körper ab und der Kohlendioxidgehalt zu. Es tritt ein ähnlicher Zustand wie bei einer körperlichen Belastung ein. Je nachdem, wie gut der Körper mit der Situation umgehen kann, fällt die Zeitspanne bis zu einem Atemimpuls länger oder kürzer aus. An dieser Zeitspanne lässt sich ablesen, wie hoch Ihre Stressresistenz ist. Je länger sie andauert, umso gelassener sind Sie. Bei den meisten Menschen liegt die Zeitspanne, bis der natürliche Atemimpuls einsetzt, bei etwa 20 Sekunden. Ein Ergebnis, mit dem man sich nicht zufriedengeben sollte. Es zu verbessern, lohnt sich auf jeden Fall. 40 bis 60 Sekunden sind sehr gute Werte und das Ziel für weniger negative Stressfolgen, mehr Gelassenheit und eine gesteigerte Schlafqualität. Man muss nicht mehr so lange schlafen, um am Morgen ausgeruht und erholt aufzuwachen. Aber eins nach dem anderen. Um mit dem Atemanhaltetest einen genauen Messwert zu erhalten, lesen Sie bitte zuerst die Anleitung sorgfältig durch und halten Sie eine Stoppuhr bereit.

DER ATEMANHALTETEST

1. Für den Atemanhaltetest setzen Sie sich entspannt auf einen Stuhl. Beide Füße haben Bodenkontakt. Die Arme liegen locker auf den Oberschenkeln oder auf den Stuhllehnen. Der Blick ist mit offenen oder geschlossenen Augen leicht nach oben gerichtet.
2. Bevor Sie mit dem Atemanhaltetest beginnen, atmen Sie ruhig ein paar Minuten durch die Nase. Versuchen Sie, einen Atemrhythmus zu finden, der sich angenehm und leicht anfühlt. Wichtig ist, dass Sie nicht verkrampfen und die Luft ganz natürlich und ohne Anstrengung durch die Nase ein- und ausströmt.
3. Atmen Sie ganz normal tief aus und halten sich dann die Nase mit den Fingern zu. Ab jetzt wird die Zeit gemessen, bis die ersten Anzeichen für einen Atemimpuls einsetzen. Er kündigt sich mit einem Zucken der Bauchdecke an, weil sich die Atemmuskulatur zusammenzieht. Manchmal besteht auch das Bedürfnis zu schlucken. Ihr Körper signalisiert Ihnen, dass Sie wieder einatmen sollten. Jetzt die Zeit stoppen, die Nase wieder öffnen und normal einatmen.
4. Lassen Sie Ihren Atem wieder ganz normal fließen.

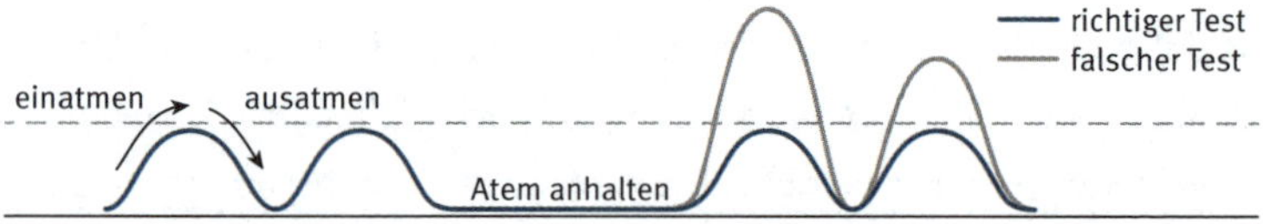

TIPP: Das Ziel des Tests ist es nicht, zu messen, wie lange Sie den Atem anhalten können, sondern wie lange Ihr Körper braucht, um auf den Luftmangel zu reagieren. Der Test wurde korrekt ausgeführt, wenn Sie im Anschluss ganz normal weiteratmen können. Dann haben Sie den Zeitpunkt für den natürlichen Atemantrieb richtig abgepasst. Außerdem sollten Sie den Test nicht direkt nach dem Essen durchführen.

SEKUNDENWEISE **BESSER WERDEN**

Das Ziel sind wie gesagt Testergebnisse von 40 bis 60 Sekunden Atemanhaltedauer. Mit den passenden Maßnahmen und Übungen kann jeder diese Werte erreichen. Das Alter sowie der Gesundheits- und Fitnesszustand haben darauf eher einen geringen Einfluss. Es gibt alte Menschen mit hohen Werten und Sportler mit sehr niedrigen. Interessant sind die Testergebnisse, weil sie sich als Maßstab für Ihr ganz individuelles Gelassenheits- und Atemtraining nutzen lassen. Sie liefern konkrete Anhaltspunkte, was für eine Erhöhung getan werden kann. Deshalb richten sich die Übungen im Praxisteil dieses Buches auch nach den Werten des Atemanhaltetests.

Bei vielen Menschen wird die Atemanhaltedauer schon besser, wenn sie nur an ihrer Atemtechnik arbeiten. Mit zusätzlichen Übungen (siehe ab Seite 133) lassen sich die Werte jedoch noch höher und effektiver steigern. Ein Einsatz, der sich lohnt und schnell Erfolg zeigt. Bereits nach einem regelmäßigen Atemtraining über etwa 3 bis 4 Wochen kommt es zu einer dauerhaften Erhöhung der Atemanhaltedauer um etwa 3 bis 4 Sekunden. Ab einer Verlängerung von 5 Sekunden werden Sie im Alltag spürbar gelassener. Bei einer Steigerung um 10 Sekunden verändert sich meistens das Essverhalten. Der Appetit auf frische, gesunde Lebensmittel steigt. Das Verlangen nach Süßem und Fettigem sinkt, was sich auch auf der Waage bemerkbar machen kann. Für übergewichtige Menschen mit einer Atemanhaltedauer unter 10 Sekunden wird erst nach einer Steigerung auf 15 Sekunden dauerhaftes Abnehmen überhaupt möglich. Sobald der Atem 20 Sekunden und länger angehalten werden kann, steigt außerdem die Lust auf mehr Bewegung. Körperliche Aktivität wird als viel weniger anstrengend empfunden. Bei einem Anstieg auf 40 bis 60 Sekunden ist der Körper in Topform. Viele Menschen, die diese Werte erreicht haben, berichten, dass sich ihr Leben komplett verändert hat.

Wie schnell Spitzenwerte von 40 bis 60 Sekunden erreicht werden können, hängt vom persönlichen Einsatz und den Ausgangswerten ab. Von sehr niedrigen Werten bis zu Werten über 40 Sekunden Atemanhaltedauer ist es ein längerer Weg als von Werten, die schon zu Beginn über 20 liegen. Innerhalb von 8 bis 10 Wochen ist eine Steigerung von 10 bis 15 Sekunden nur mit den Atemübungen im Praxisteil dieses Buches möglich. Nach einer anfänglich schnellen Steigerung kann es allerdings im Weiteren mühselig werden. 10 bis 12 Wochen ohne größere Verbesserungen der Werte können auf dem Weg Richtung 40 Sekunden durchaus vorkommen. In manchen Fällen dauert es 6 Monate, bis beim Atemanhaltetest dauerhaft eine Zeitspanne von 40 Sekunden erreicht wird. Übergewicht, gesundheitliche Probleme sowie die Menge eingenommener Medikamente beeinflussen, wie schnell sich der Fortschritt entwickelt.
Eine Erhöhung Ihrer Stressresistenz erreichen Sie schneller, wenn verschiedene Maßnahmen sinnvoll kombiniert werden. Parallel zu allen Atemübungen im Praxisteil (ab Seite 133) kann beispielsweise ein simuliertes Höhentraining, ein sogenanntes Hypoxietraining, gemacht werden. Hierdurch bekommt der Körper einen zusätzlichen Entspannungsimpuls, der sich in einer schneller ansteigenden Atemanhaltedauer zeigt. Eine solche Kombination ist gerade auch für Menschen mit einer Atemanhaltedauer über 10 Sekunden interessant, weil ihre Werte ganz sanft durch das Hypoxietraining angehoben werden können. Auch für gesunde und sportliche Menschen, die ihre Leistungsfähigkeit weiter ausbauen möchten, ist ein Hypoxietraining eine lohnende Option. Um Spitzenwerte von 60 Sekunden zu erreichen, müssen sogar mehrere Maßnahmen kombiniert werden, mit Atemübungen allein lassen sie sich schwerlich erreichen.

Info

WAS VERRÄT DAS ATEMMUSTER?

Einatmen, ausatmen, Pause – vor allem in Ruhe und in einem entspannten Zustand kann zwischen den Atemzügen jeweils eine kleine Atempause beobachtet werden. Sie geschieht von ganz allein, wenn der Atem ganz natürlich fließen kann, wenn ohne Anstrengung und Zutun ein- und ausgeatmet wird. Ein erwachsener Mensch atmet in Ruhe durchschnittlich etwa 9- bis 16-mal pro Minute ein und aus. Steigt die Atemfrequenz beispielsweise bei körperlicher Anstrengung an, geht die kurze Pause verloren und der Atemrhythmus hat statt drei Phasen nur noch zwei.

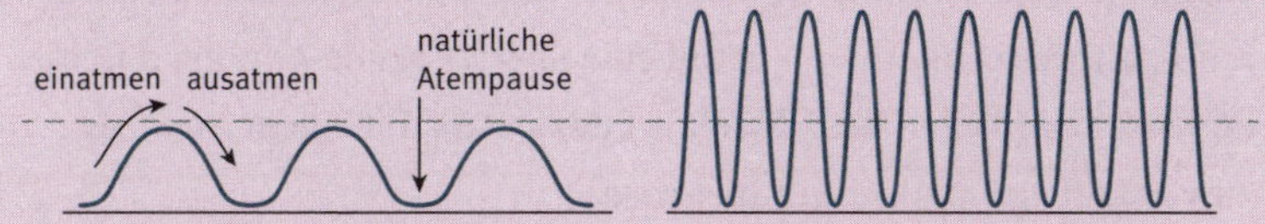

Eine normale Atmung hat eine natürliche Pause. Bei körperlicher Anstrengung beschleunigt sich die Atmung und die Atempausen fallen weg.

Bei einer normalen Atmung wird im körperlichen Ruhezustand etwa 2 bis 3 Sekunden ein- und 3 bis 4 Sekunden ausgeatmet, danach tritt eine Atempause von bis zu 4 Sekunden ein. Obwohl die Atempause von den wenigsten Menschen bewusst wahrgenommen wird, ist sie der wichtigste Teil der Atmung. Ihre Dauer bestimmt die Atemfrequenz. Während der Atempause ist das dynamische Gleichgewicht von Sauerstoff und Kohlendioxid optimal. Die Energieversorgung von Geweben, Muskeln und Organen funktioniert perfekt. Sobald der Kohlendioxidgehalt ansteigt, setzt der Atemimpuls ein.

DIE TESTAUSWERTUNG

Die Ergebnisse des Atemanhaltetests bieten eine Einschätzung für den Umgang mit Stress und die Fähigkeit zu entspannen. Darüber hinaus lassen sich Rückschlüsse auf den Gesundheitszustand und die sportliche Leistungsfähigkeit ziehen.

Level 1 Unter 10 Sekunden

Atemmuster: Die Atmung ist sichtbar, laut, schwerfällig und unruhig. Zwischen den einzelnen Atemzügen fehlt die natürliche Pause. Die Atemfrequenz ist deutlich erhöht – etwa zwischen 15 und 30 Atemzügen pro Minute im Ruhezustand. Es wird vermehrt nur in den oberen Brustbereich geatmet, was auf eine überwiegende Atmung durch den Mund schließen lässt. Das führt dazu, dass mit einem Atemzug zu viel Luft ein- und ausgeatmet wird.

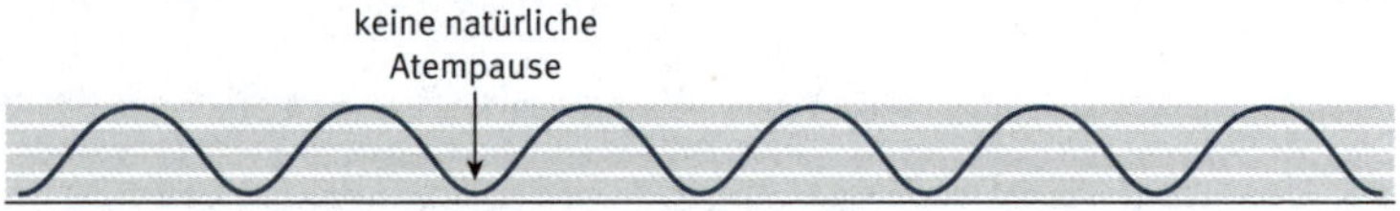

Gesundheitszustand: Eine beschleunigte Atmung zeugt von chronischer Überlastung und ist Stress für den Körper. Menschen mit diesem Wert haben fast keine Energiereserven mehr, sie sind nicht sehr belastbar. Ihre Fähigkeit zur Entspannung ist deutlich eingeschränkt. Nachts können sie sich nicht erholen, weil sie schlecht schlafen. Sie wachen morgens müde auf und starten bereits mit Energiedefiziten in den Tag. Der Alltag wird häufig als fordernd empfunden. Sie fühlen sich schnell gestresst und geraten rasch außer Atem. Langsames Gehen und Treppensteigen zum Beispiel sind meist nur mit Pausen möglich.

Eine Verbesserung der Stressresistenz und des Gesundheitszustandes ist vermutlich nur mit ärztlicher Begleitung möglich.
Erhöhter Blutdruck und hoher Ruhepuls (über 80 Schläge pro Minute) treten oft auf. Häufige Erkältungen, Übergewicht, Mundgeruch und Probleme mit den Zähnen sind Begleiterscheinungen. Nicht selten finden sich bei einer Atemanhaltedauer von unter 10 Sekunden chronische Krankheiten wie Asthma, COPD, Diabetes, Herzkrankheiten, Schlafapnoe (kurzzeitige Atemaussetzer während des Schlafs) und Depressionen. Auch starke Raucher und Post-Covid-Patienten haben häufig eine Atemanhaltedauer von unter 10 Sekunden.
Entspannungstraining: Sanfte Zwerchfellstärkung (Seite 72), Umstellung auf Nasenatmung, Biofeedback (Seite 101), Atemübungen mit verlängerter Ausatmungsphase (Seite 100), kleine Spaziergänge, aber nur wenn sie als entspannend empfunden werden.

Level 2 10 bis 25 Sekunden

Atemmuster: Die Atmung ist meist noch hörbar, manchmal schwer. Zwischen den einzelnen Atemzügen findet eine kurze Atempause von 1 bis 2 Sekunden statt. Die Atemfrequenz ist erhöht – etwa zwischen 15 und 20 Atemzügen pro Minute im Ruhezustand. Ähnlich wie bei einer Atemanhaltedauer unter 10 Sekunden wird vermehrt in den oberen Brustbereich und weniger in den Bauchraum geatmet, was auf eine überwiegende Atmung durch den Mund schließen lässt.
Mit jedem Atemzug wird zu viel Luft ein- und ausgeatmet, tendenziell aber etwas weniger als bei einer Atemanhaltedauer unter 10 Sekunden.

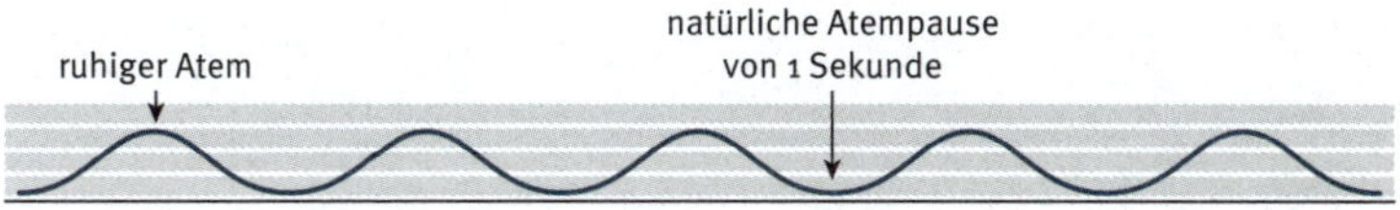

Gesundheitszustand: Die erhöhte Atemfrequenz ist ein Hinweis auf eine eingeschränkte Stressresistenz und ist eine zusätzliche Belastung für den Körper. Bei Menschen mit diesen Werten sind die Widerstandsfähigkeit und der Umgang mit Stress nicht optimal. Sie sind belastungsfähig, aber nur wenn sie auf regelmäßige Erholungspausen achten. Je nachdem, wie sie sich verhalten, profitieren sie von oder leiden sie unter der Stressreaktion. Sie stehen an der Schwelle zwischen gesund bleiben und krank werden. Eine Verbesserung der Stressresistenz und des allgemeinen Gesundheitszustands ist nur möglich, wenn die Atemweise optimiert und regelmäßig bewusst für Erholungsphasen gesorgt wird.
Eine geringere Leistungs- und Entspannungsfähigkeit sind für diese Atemanhaltedauer typisch. Oftmals gibt es bereits Symptome wie z um Beispiel Gewichtszunahme, Unverträglichkeiten oder Müdigkeit, die nicht bewusst wahrgenommen werden oder nicht mit einer eingeschränkten Stressresistenz in Verbindung gebracht werden. Erhöhter Blutdruck und hoher Ruhepuls (65 bis 85 Schläge pro Minute) treten häufig auf. Solange keine chronischen Krankheiten wie Asthma, Prädiabetes oder Schlafapnoe (kurzzeitige Atemaussetzer während des Schlafs) vorliegen, ist der allgemeine Gesundheitszustand ansonsten recht stabil.
Entspannungstraining: Durchgängige Nasenatmung am Tag und in der Nacht (Seite 89), leichter Sport bei über 15 Sekunden Atemanhaltedauer, aber nur wenn er als entspannend empfunden wird, regelmäßige Spaziergänge und häufiger zu Fuß gehen, Annäherung an die Resonanzfrequenz beim kohärenten Atmen (Seite 94), Hypoxietraining in Eigenregie ab 20 Sekunden Atemanhaltedauer möglich (Seite 125).

Level 3 26 bis 40 Sekunden

Atemmuster: Die Atemweise ist leise und leicht. Zwischen den einzelnen Atemzügen findet eine Atempause von 2 bis 3 Sekunden statt. Die Atmung nähert sich mit steigender Atemanhaltedauer sowohl der natürlichen Atemfrequenz als auch der angemessenen Atemtiefe. Die Atemfrequenz liegt zwischen 8 und 12 Atemzügen pro Minute im Ruhezustand. Je näher die Werte zu 40 Sekunden Atemanhaltedauer tendieren, desto mehr wird bis in die unteren Bereiche der Lunge geatmet, was für eine überwiegende Nasenatmung spricht.

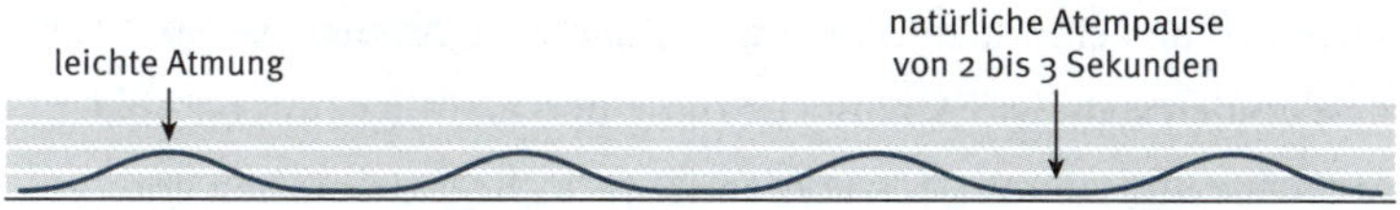

Gesundheitszustand: Menschen mit diesen Werten können gut mit Stress umgehen. Viele jüngere Menschen haben diese Werte, aber auch ältere Menschen mit einem gesunden Lebensstil. Das Verhältnis von Belastungs- und Erholungsphasen ist bei ihnen ausgeglichen. Berufstätige zeichnen sich durch eine gute Work-Life-Balance aus. Bei ihnen stimmt das Gleichgewicht zwischen Anspannung und Entspannung. Sie erholen sich ausreichend von ihren stressenden Belastungen. Eine gute Stressresistenz ist die beste Voraussetzung, um lange gesund und leistungsfähig zu bleiben. Eine Erhöhung der Atemanhaltedauer hilft dem Körper, nach Stressphasen rascher in den Erholungsmodus zu wechseln. Sportler mit längerer Atemanhaltedauer erholen sich nach einem intensiven Training schneller.

Der Ruhepuls liegt unter 65, manchmal sogar zwischen 50 und 55 Schlägen pro Minute. Der Körper hat ein gutes Stressmanagement. Er kann Belastungen standhalten und sich anschließend schnell wieder erholen. Gleiches gilt für Krankheiten, die der Körper meist gut bewältigen kann. Leichtes Übergewicht kann in der Regel schnell abgebaut werden.

Entspannungstraining: Durchgängige Nasenatmung bei körperlicher Belastung, kohärentes Atmen mit der passenden Resonanzfrequenz (Seite 97), Vagus-Stimulation (Seite 137), Wechselatmung (Seite 144), Hypoxietraining (Seite 167)

Level 4 Über 40 Sekunden

Atemmuster: Die Atmung ist mühelos und kaum sicht- oder hörbar. Zwischen den einzelnen Atemzügen findet eine Atempause von über 4 Sekunden statt. Die Atmung ist ruhig und natürlich, mit optimaler Frequenz und Atemtiefe. Die Atemfrequenz liegt zwischen 6 und 10 Atemzügen pro Minute im Ruhezustand. Es wird überwiegend bis in die unteren Lungenbereiche geatmet.

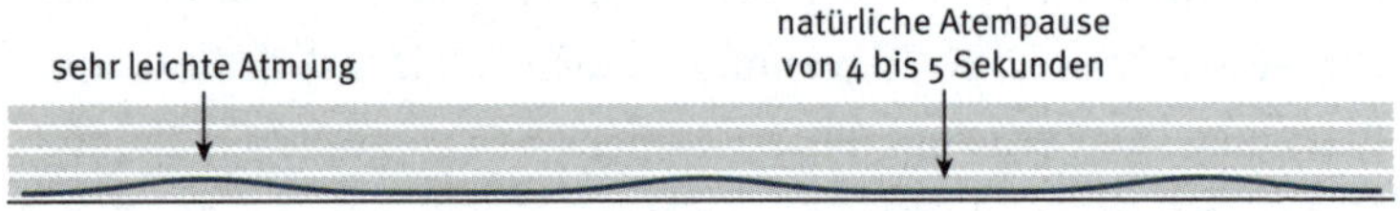

Gesundheitszustand: Die Ergebnisse des Atemanhaltetests sprechen für einen sehr guten Umgang mit Belastungen und Stress. Menschen mit diesen Testergebnissen können zwischen Anstrengung und Entspannung mühelos hin- und herwechseln. Die Ergebnisse deuten auf eine hohe Stressresistenz hin. Sie stehen für eine große körperliche und geistige Leistungsfähigkeit und signalisieren einen bestmöglichen Schutz vor chronischen Krankheiten. Durch den Ausgleich von Anspannung und Entspannung hat der Körper eine sehr gute Regenerationsfähigkeit. Grundsätzlich können Menschen in allen Altersgruppen diese hervorragenden Ergebnisse erreichen.

Die hohe Stressresistenz und Leistungsfähigkeit als naturgegeben und gleichbleibend zu betrachten, könnte zu unangenehmen Überraschungen führen. Denn auch die beste Widerstandskraft kann abnehmen, wenn die Belastungen hoch sind und der Ausgleich nicht stimmt. Alter, Familiengründung, Schicksalsschläge und Pflegefälle in der Familie sind typische Beispiele, die zu schleichenden Verschlechterungen führen können, wenn Erholungsphasen übergangen werden.

Entspannungstraining: Kohärentes Atmen mit der passenden Resonanzfrequenz (Seite 97), Sympathikus-Stimulation (Seite 150), erschwerte Nasenatmung (Seite 149)

Hinweis: Sie haben sehr gute Testwerte und fühlen sich trotzdem häufig gestresst? Wenn Sie den Atemanhaltetest richtig ausgeführt haben, dann könnte es sein, dass Ihre Atmung nachts hin und wieder für ein paar Sekunden behindert wird. Ihre Werte sind deshalb so gut, weil es Ihr Körper gewöhnt ist, vorübergehend mit weniger Sauerstoff auszukommen. Mehr Gewissheit liefert eine Messung der Herzratenvariabilität (HRV, siehe Seite 55). Während die Werte des Atemanhaltetests unauffällig erscheinen, können die HRV-Werte sehr viel niedriger als bei gesunden Menschen ausfallen. Wenn Sie außerdem unter Bluthochdruck, Diabetes und Übergewicht leiden, sollten Sie unbedingt einen Arzt aufsuchen und den Verdacht auf eine Schlafapnoe (kurzzeitige Atemaussetzer während des Schlafs) abklären lassen.

Info

WEITERE SELBSTTESTS

Die folgenden Tests können Ihnen weitere Einblicke in das Erholungsvermögen Ihres Körpers bieten.

› **RUHEPULS:** Durchschnittlich liegt der Ruhepuls (oft auch als »Normalpuls« bezeichnet) bei gesunden Erwachsenen bei 60 bis 80 Schlägen pro Minute. Gut trainierte Sportler erreichen Werte von unter 40 Schlägen pro Minute. Eine tägliche Messung gibt Aufschluss über den aktuellen Zustand des Körpers. Anhand der Veränderungen lassen sich zum Beispiel der Trainingszustand und Krankheiten erkennen. Nach einer wenig erholsamen Nacht können es beispielsweise 5 Schläge mehr pro Minute sein. Bei sich entwickelnden Erkältungen erhöht sich der Ruhepuls um 10 bis 15 Schläge. Wurde zu viel und zu intensiv trainiert, sind es 7 bis 10 Schläge mehr am Morgen. **TIPP:** Den Ruhepuls direkt nach dem Aufwachen messen und den Wert mit dem Durchschnittswert der letzten 7 Tage vergleichen. Schwankungen von 2 bis 3 Schlägen pro Minute um den Mittelwert sind normal.

› **ERHOLUNGSPULS:** Je schneller der Puls nach einer Belastung sinkt, umso schneller kann sich das Herz erholen. Bei Untrainierten verlangsamt sich der Herzschlag um 30 bis 40 Schläge nach 3 Minuten (je nach vorausgegangener Belastung). Bei Sportlern können es 50 bis 60 Schläge pro Minute sein. Mit regelmäßigen Messungen lässt sich der Trainingsfortschritt verfolgen. Die Schnelligkeit, in der der Puls wieder Normalwerte erreicht, zeigt, wie trainiert Herz und Kreislaufsystem sind. **TIPP:** Der Puls wird vor und sofort nach einer körperlichen Belastung, zum Beispiel nach 10 bis 20 Kniebeugen, gemessen und die Werte werden festgehalten. Dann wird geschaut, wie lange es dauert, bis der Ausgangswert wieder erreicht wird.

- **ATEMFREQUENZ:** Die normale Atemfrequenz pro Minute variiert je nach Altersgruppe. Babys machen 30 bis 60 Atemzüge pro Minute. Im Kindergartenalter sinkt die Frequenz auf 20 bis 30 Atemzüge. Bei Kindern ab 12 Jahren und Erwachsenen pendelt sich die Atemfrequenz auf 9 bis 16 Atemzüge pro Minute ein. Bei Belastungen und Anspannung wird vermehrt geatmet. Bei chronischem Stress steigt die Atemfrequenz dauerhaft an. Eine regelmäßige Messung zeigt, ob sich die Atemfrequenz verändert. Empfehlenswert sind 10 bis 12 Atemzüge pro Minute. Die Atemfrequenz kann man ganz einfach selbst messen, indem man seine Atemzüge für eine Minute im Sitzen und in einem ruhigen Zustand zählt. Wearables wie zum Beispiel eine Smartwatch oder ein »smarter« Ring messen über ihre Sensoren die Atemaktivität und weisen sie als Wert aus. **TIPP:** Wer seine Atemzüge selbst misst, sollte dreimal hintereinander für 1 Minute seine Atemzüge zählen, um einen Durchschnittswert zu ermitteln.
- **KRATZTEST:** Wenn die Haut mit einem Stift oder Holzspatel gereizt wird, reagiert sie mit einer roten bis weißen Veränderung. Der medizinische Begriff für das Phänomen ist Dermographismus, was übersetzt Hautschrift oder Hautzeichnung bedeutet. Die Reaktion auf den Reiz kann auch einen Hinweis geben, ob das vegetative Nervensystem in Balance ist. Möglich ist eine Aussage, weil die Haut und das Nervensystem ursprünglich aus demselben Zellgewebe stammen. Für den Test wird mit einem stumpfen Gegenstand auf der Haut im Brustbereich eine Reizung für 10 bis 20 Sekunden vorgenommen. Bildet sich ein rosa bis rote Reizungsstelle, deutet es auf einen aktiven Parasympathikus hin. Wenn das Ergebnis eher weiß ist, überwiegt der Sympathikus. Für eine gute Regulationsfähigkeit spricht, wenn die Hautveränderung rosarot ist und nach 1 bis 2 Minuten wieder verschwindet. **TIPP:** Bei der Hautreaktion müssen Einflüsse wie Körper- und Umgebungstemperatur berücksichtigt werden.

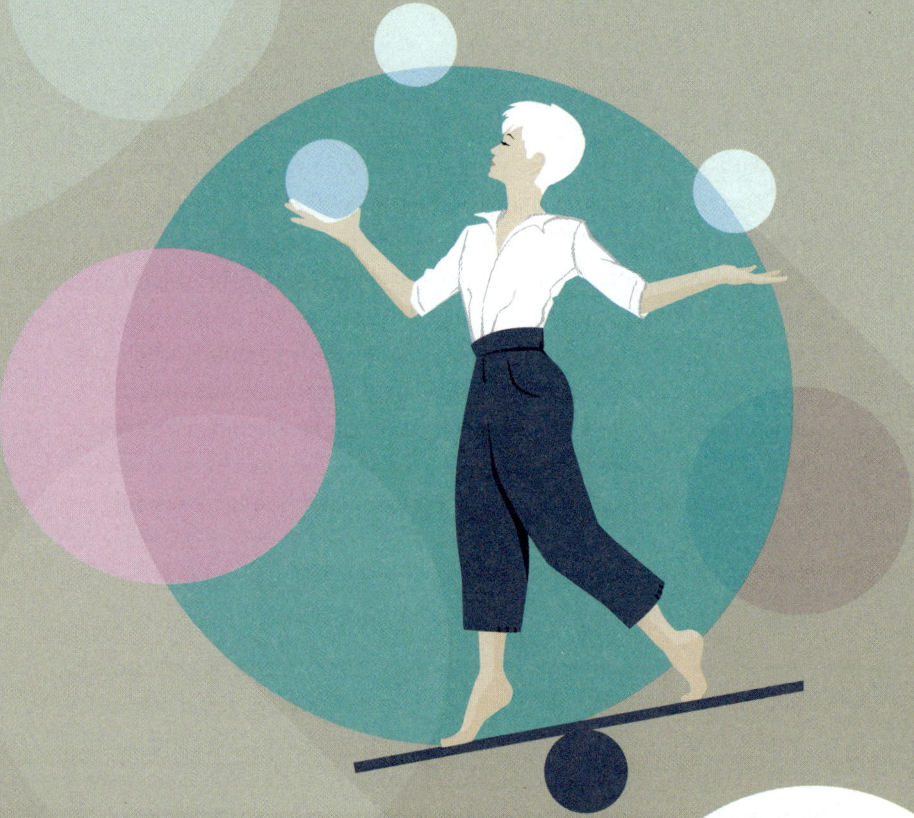

2

Guter und böser Stress

Unsere Reaktion auf Stress ist eine geniale Erfindung der Natur. Stress ist gesund – solange es kein Dauerstress ist. Er macht uns leistungsfähiger, wenn es darauf ankommt.

»Die Dosis macht das Gift«, das wusste schon der Schweizer Arzt Paracelsus im 16. Jahrhundert. Dieser berühmte Satz ist auch auf Stress übertragbar. Zu viel Stress ist bei längerer Dauer ungesund. Zu wenig Stress ist nicht förderlich, weil wir dann unsere Leistungsfähigkeit nicht ausschöpfen. Das richtige Maß zu finden, ist gar nicht so einfach, weil wir es mit einer körperlichen Reaktion zu tun haben, die noch an die Gegebenheiten der Steinzeit angepasst ist.
Stress führt zu einer ganz natürlichen Reaktion, die in besonderen Situationen so schnell ausgelöst wird, dass uns keine Zeit bleibt, um uns noch darüber Gedanken machen zu können. Der Körper wird innerhalb von wenigen Sekunden auf Höchstleistung vorbereitet.
Vor Tausenden von Jahren sicherte dieser Energieschub den Menschen das Überleben. Wenn sie bei der Nahrungssuche gefährlichen Tieren oder rivalisierenden Artgenossen begegneten, gab es nur zwei Möglichkeiten: kämpfen oder flüchten. Die Stressreaktion mobilisierte die körperlichen Kräfte unserer Vorfahren und ließ ihre Leistungsfähigkeit vorübergehend in die Höhe schnellen. Sie versetzte die Menschen in die Lage, klar zu denken und schnell zu handeln – sich dem Kampf zu stellen oder zu fliehen.

UNSER ERBE AUS DER STEINZEIT

Das Muster zur Stressbewältigung von damals lebt bis heute in unseren Genen und körperlichen Abläufen weiter. Immer noch lassen sich über das Energiemanagement unseres Körpers ungeahnte Kräfte abrufen. Um Leben und Tod geht es heute im Alltag zum Glück eher selten. Auch wird im Allgemeinen weniger Anstrengung für körperliche Leistung benötigt, jedoch mehr für geistige und emotionale Leistungen. Heute sind es die Führerscheinprüfung, die Auseinandersetzung mit dem Kollegen während der wöchentlichen Teamsitzung oder der Kindergeburtstag, für die wir die richtige Dosis an Stresshormonen brau-

Info

WAS BEDEUTET STRESS ÜBERHAUPT?

Vor sechzig Jahren war das Wort »Stress« kaum bekannt. Ursprünglich wurde Stress nur in der Werkstoffkunde für eine »erhöhte Beanspruchung« von Materialien verwendet. In Bezug auf den Menschen wurde der Begriff erst durch den österreichisch-kanadischen Arzt Hans Selye (1907–1982) geprägt. Er setzte sich ab den 1930er-Jahren intensiv mit der körperlichen Stressreaktion auseinander. In umfangreichen Experimenten an Menschen und Tieren entdeckte er, dass sie auf ganz unterschiedliche Belastungen immer mit den gleichen körperlichen Veränderungen reagierten: Sie produzierten vermehrt Hormone wie Adrenalin und Cortisol, was zu einer erhöhten Herzfrequenz, schnellerer Atmung, Muskelanspannung und einer Freisetzung von Energie führte. Ob es lauter Lärm, extreme Hitze oder eisige Kälte war – die Reaktion blieb gleich. Heute gilt Selye als Pionier in der modernen Stressforschung.

chen. Das, was sie im Körper auslösen, versetzt uns erst in die Lage, dass wir unsere Ziele erreichen und Herausforderungen sowie zwischenmenschliche Situationen erfolgreich meistern. Wie bei unseren Vorfahren fördert die Stressreaktion unsere Weiterentwicklung und führt zu Erfolgen.

Stress gehört also zum Leben. Wir können ihn weder abschalten noch beseitigen. Stattdessen müssen wir ihn bewältigen und sollten diese sprudelnde Energiequelle nutzen und eigentlich sogar schätzen lernen. Denn ohne sie wären wir nahezu unfähig, irgendetwas auf die Beine zu stellen. Wir könnten unseren Körper nicht in Gang setzen, wenn wir etwas tun möchten. Unsere Gefühle wären farblos und unsere Gedanken träge. Deshalb brauchen wir das Überlebensprogramm unserer Vorfahren. Um daraus ein Power-Programm zur Alltagsbewältigung zu machen, müssen wir es allerdings immer noch wie unsere Vorfahren nutzen. Denn für eine Anpassung an die heutigen Bedürfnisse war die Zeit zu kurz. Um von der uralten Kraft zum Losrennen und Zuschlagen zu profitieren, müssen wir unseren Alltag entsprechend ausrichten.

Bei unseren Vorfahren lieferten die Lebensumstände das Erholungsprogramm von Kampf oder Flucht quasi gleich mit. War die Schlacht ausgetragen, traten sie den Rückweg in das Lager an. Die moderate Bewegung und die Geborgenheit der Gruppe sorgten für den Ausgleich nach der Höchstleistung.

Heute spielt sich das Leben ganz anders ab. Vor Urzeiten veranlasste der Kampf- und Fluchtplan den Griff zur Keule. Heute wird die Leistungssteigerung dafür genutzt, mit ihrer Hilfe immer größere Aufgaben zu bewältigen. Obwohl es meist um viel weniger geht als um Leben und Tod, wird dieser Energieschub immer noch wie vor Urzeiten jederzeit ausgelöst – oft einmal zu viel als einmal zu wenig. Zu den Siegern von heute zählen Menschen, die mit den natürlichen Kraftquellen der Stressreaktion langfristig ausgewogen umgehen können und sie richtig einsetzen.

DER EINFLUSS DES NERVENSYSTEMS

Die Stressreaktion des Körpers kennt jeder. Wir fangen an zu schwitzen, das Herz schlägt schneller, die Atmung beschleunigt sich, der Blutdruck und die Anspannung in den Muskeln steigen. Diese körperlichen Veränderungen werden vom vegetativen Nervensystem ausgelöst. Ohne dass wir etwas davon mitbekommen, regelt es die Energieversorgung im Körper. Solange das vegetative Nervensystem

seinem natürlichen Rhythmus folgen kann und in seiner Regulierungsaktivität nicht gestört wird, ist es die perfekte Lösung.
Das vegetative Nervensystem steuert vollkommen selbstständig lebenswichtige Funktionen, wie beispielsweise den Herzschlag, die Körpertemperatur oder die Verdauung. Eine Ausnahme bildet die Atmung. Sie ist die einzige Körperfunktion, die wir auch selbst steuern können. Wir können bewusst die Luft anhalten, schneller oder langsamer atmen. Wie wir später noch sehen werden, ist diese Sonderstellung der Schlüssel zu weniger Stressreaktionen und mehr Entspannungsfähigkeit.
Auf die Befehle des vegetativen Nervensystems passen sich die Organe automatisch an die aktuellen Anforderungen an, je nachdem, ob Anspannung und Stress oder Erholung und Entspannung angesagt sind. Wenn beispielsweise für den Sprint zum Bus mehr Energie benötigt wird, versetzt das vegetative Nervensystem den Körper in die Lage, vorübergehend mehr zu leisten. Sobald das Ziel erreicht ist und wir im Bus sitzen, sorgt es dafür, dass sich der Körper wieder beruhigt und die Energiespeicher im besten Fall wieder aufgefüllt werden. Alles geschieht von ganz allein, ohne dass wir etwas bewusst dazu beitragen müssen.
Für die Steuerung der Energieversorgung nutzt das vegetative Nervensystem seine beiden Anteile Sympathikus und Parasympathikus. Beide sind über Nervenfasern mit fast allen Organen verbunden. Sie stellen die Verbindung zum Gehirn und zu den Organen dar. Es herrscht ein ständiger Austausch. In einem gesunden Körper sind Sympathikus und Parasympathikus gleichermaßen bei der Steuerung der Vorgänge aktiv. Je nach Situation und Anforderung überwiegt mal der Einfluss des Sympathikus oder der des Parasympathikus. Sie begleiten uns rund um die Uhr.
Über den Sympathikus und den Parasympathikus steuert das vegetative Nervensystem also die Organfunktionen. Darüber hinaus unterstützen

uns die beiden Anteile in besonderen Situationen, wenn wir mehr Energie als sonst benötigen, etwa bei einer Prüfung, für einen Sprint zum Bus oder für einen Wettkampf. In solchen Momenten wird der Sympathikus verstärkt aktiv. Er mobilisiert die Kraftreserven und bringt den Körper in Schwung.

SYMPATHIKUS UND PARASYMPATHIKUS

Stress löst im Körper eine Kettenreaktion aus, durch die der Körper von Kopf bis Fuß auf Angriff oder Flucht ausgerichtet wird. Der Sympathikus sorgt dafür, dass Stresshormone – allen voran Adrenalin und Cortisol – ausgeschüttet werden, die den Körper in Alarmbereitschaft versetzen. Die Gefäße verengen sich, das Herz klopft spürbar schneller, die Atemfrequenz erhöht sich und der Blutdruck steigt. Muskulatur und Gehirn werden verstärkt durchblutet, um schneller rennen und besser denken zu können.

Aus der Leber wird Glukose als zusätzlicher Treibstoff in die Muskeln transportiert. In der Milz gespeicherte rote Blutkörperchen werden ausgestoßen und sorgen für einen höheren Sauerstofftransport, um das Energieangebot noch weiter zu steigern. Die gewonnene Energie wird vor allem für einen verstärkten Muskeleinsatz bereitgestellt. Für die bessere Versorgung weiten sich die Gefäße in den Muskeln. Die Blutungsneigung nimmt ab und die Gerinnungsfähigkeit erhöht sich.

Wenn der Stress vorbei ist, übernimmt der Parasympathikus die Führung. Die Stresshormone im Blut werden abgebaut, andere Hormone werden angeregt, so beispielsweise DHEA (Dehydroepiandrosteron) und Melatonin.

Mit dem Einsetzen der Dämmerung beginnt Melatonin, den Körper auf die nächtliche Ruhepause vorzubereiten. Es bremst alle Leistungssysteme aus und sorgt während des Schlafs für Ruhe und Erholung. Das Einschlafhormon arbeitet Hand in Hand mit dem Hormon

VEGETATIVES NERVENSYSTEM

Über Sympathikus und Parasympathikus wirkt das vegetative Nervensystem auf den Körper ein. Der Sympathikus mobilisiert die Kraftreserven und bringt den Körper auf Touren. Der Parasympathikus wird aktiv, sobald die Stressreaktion überstanden ist. Er sorgt für Erholung und Regeneration.

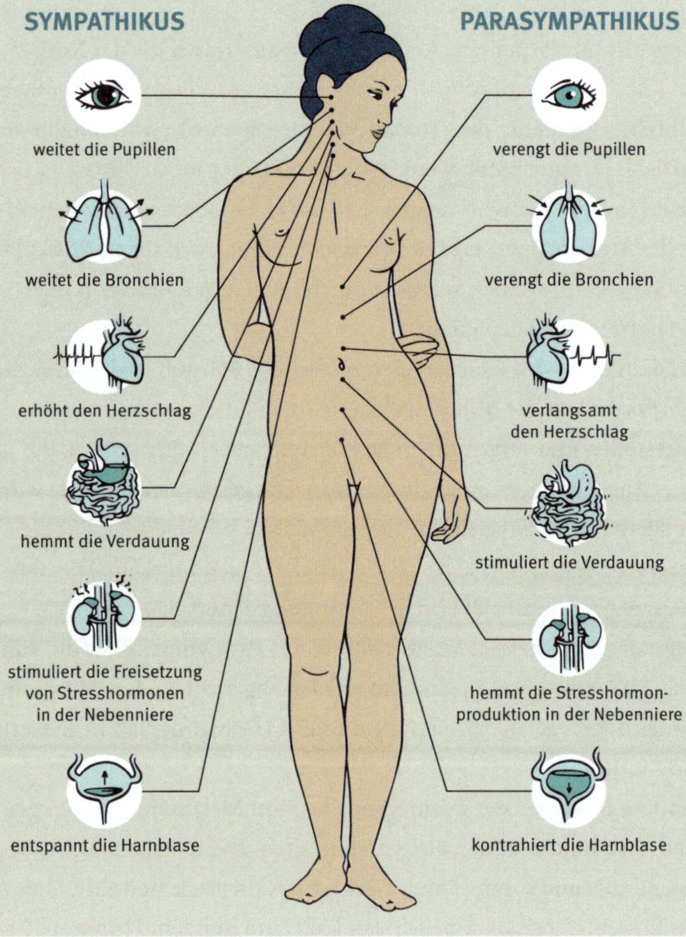

DHEA. Dieses schützt und bewahrt den Körper davor, Energie zu verschwenden. Sein Einfluss reicht bis in die kleinsten Kraftwerke des Körpers, die Mitochondrien. Als eine Art Energiebremse wirkt es auf die Zellen ein und sorgt für ihre Erhaltung. Aufgrund ihrer Wirkung werden beide Hormone auch als Antistress- und Jungbrunnenhormone bezeichnet. Einziger Wermutstropfen: Mit dem Alter lässt ihre Produktion nach – im Gegensatz zur Bildung der Stresshormone.

Der Parasympathikus sorgt also dafür, dass sich unser Körper von der durchgestandenen Belastung wieder erholen kann. Unter seiner Regie werden Prozesse im Körper gefördert, die die Regeneration beschleunigen und die Energievorräte wieder auffüllen.

So weit, so gut, aber das Erholungsprogramm geht noch weiter. Wohldosierter Stress oder Belastungen, die uns fordern, aber nicht überfordern, führen dazu, dass der Parasympathikus noch so etwas wie eine Zugabe gibt. Wenn wir ihm die Zeit geben, macht er uns stärker. Die Energiespeicher werden über das Ausgangsniveau aufgefüllt, um den Körper bereits jetzt für zukünftige Verausgabungen zu wappnen. Die überschießende Anpassungsreaktion als Folge der Belastung sorgt für größere Energiereserven. Nach Abschluss der Wiederherstellungsphase hat der Körper ein höheres Leistungsniveau als vor der Belastung. Möglich ist diese Verbesserung, weil alle Organe und Systeme daran beteiligt sind.

Im entspannten Zustand können alle Abwehrsysteme ihre schützende Wirkung im Körper entfalten. Der Parasympathikus versetzt sie in die Lage, sich gegen schädigende Einflüsse, wie Bakterien und Viren, aber auch gegen körpereigene Stoffe wie zum Beispiel Zellen, die überaltert oder krankhaft verändert sind, mit aller Kraft zu wehren. Dem Darm ermöglicht der Parasympathikus, für den benötigten Nachschub an Nährstoffen zu sorgen und sich um die Entsorgung von entstandenen Abfallprodukten zu kümmern. Ähnliches passiert in den Muskeln. Wenn ihre Anspannung nachlässt, verbessert sich die Blutzirkulation

im gesamten Körper. Der Abtransport schädigender Stoffe wird erleichtert, Nährstoffe und Sauerstoff erreichen schneller ihr Ziel, Reparaturarbeiten können ausgeführt werden.
Nicht nur körperlich profitieren wir von der vegetativen Bewältigungsstrategie, sondern auch geistig. Das Gehirn nutzt die Ruhephasen, um Erlebnisse und Erfahrungen zu verarbeiten. Neue Verknüpfungen zwischen Nervenzellen bauen sich auf, um zukünftige Stressreize besser bewältigen zu können. Der Abbau der Stresshormone und die Ausschüttung von Botenstoffen an den Nervenverknüpfungen sorgen wieder für eine schnellere Reizleitung an den Verbindungspunkten. Das Gehirn gewinnt an Flexibilität und Schnelligkeit aufgrund der Aktivität des Parasympathikus.

ENERGIERÄUBER IM ALLTAG

Das Hochleistungsprogramm unserer Vorfahren zur Sicherung ihrer Existenz braucht in der heutigen Zeit ein gutes Management – was gar nicht so einfach umzusetzen ist. Das moderne Leben mit allerlei Annehmlichkeiten trifft auf einen Körper, der die Bedürfnisse aus der Steinzeit hat. Die heutige Bequemlichkeit stößt auf ein Programm, das auf körperliche Aktivität ausgelegt ist. Hunger und Durst werden schnell und einfach befriedigt. Süße und fettige Lebensmittel konkurrieren mit einer empfohlenen eher bitteren und vitalstoffreichen Ernährung. Die »inneren« Uhren, die das tägliche Leben strukturieren und mit der Natur abgleichen, werden langen Arbeitszeiten und Fernsehabenden unterworfen. Im eigenen Rhythmus zu schwingen, harmoniert nur selten mit dem heutigen Berufs- und Privatleben. Außerdem erschwert die unklare Vorstellung von den inneren Abläufen es uns, Unregelmäßigkeiten zu erkennen. Die fehlende Einsicht kann zu einer trügerischen Sicherheit führen. Hinzu kommt: Äußerlich betrachtet scheint der Körper den Belastungen lange standhalten

zu können – ein Verhängnis für alle, die meinen, sich über notwendige Pausen und Erholungszeiten hinwegsetzen zu können. Wenn der »Turbo« der Natur als ewig sprudelnde Kraftquelle missbraucht wird und keine Pausen eingelegt werden, bleibt die Energie irgendwann aus. Wer sich dieser Gesetzmäßigkeit nicht bewusst ist, gerät über kurz oder lang in einen Teufelskreis.
Hält die Dauerbelastung an, versucht sich der Körper an die Umstände anzupassen, um das innere Gleichgewicht wiederherzustellen.
Im Gehirn wird die Toleranz für die belastende Situation erhöht.
Die Alarmreaktion wird schwächer. Der Energieverbrauch wird gedrosselt und die Konzentration der Stresshormone ebbt ab. Es ist die letzte Chance für den Ausstieg und höchste Zeit für die Aktivität des Parasympathikus.
Wenn der Körper nach dieser Anpassungsphase weiter vom Sympathikus angetrieben wird und keine Erholung durch den Parasympathikus erfährt, bleibt dies nicht ohne Folgen. Seine Energiereserven werden aufgebraucht. Auch die Möglichkeiten einer weiteren Anpassung an die Situation sind mehr oder weniger ausgeschöpft. Der Körper kann anfangs zwar einzelnen Systemen noch weiter Energie entziehen, aber die gesundheitlichen Einschränkungen sind nicht mehr aufzuhalten. Die dadurch in Gang gesetzte Abschwächung der körpereigenen Abwehr führt bei Stress zu einer massiv erhöhten Infektanfälligkeit. Selbst einfachen Erregern kann der Körper dann nicht mehr Widerstand leisten. Störungen des Insulinstoffwechsels schränken die Aktivitäten des Verdauungssystems ein und begünstigen in Kombination mit falscher Ernährung und Bewegungsmangel die Entwicklung eines Altersdiabetes. Der Hormonhaushalt gerät durcheinander und beginnt, mit vermehrter Ausschüttung über die Nebennierenrinde das Geschehen noch weiter mit Stresshormonen anzutreiben. Die Schwankungen haben Auswirkungen auf die Ausschüttung von anderen Hormonen und beeinflussen den Tag-Nacht-Rhythmus negativ.

ALARM IM KÖRPER

Stress durchläuft verschiedene Phasen (1 2 3), die sich unterschiedlich auf die Organe auswirken, je nachdem, wie oft eine Stresssituation auftritt und wie lange sie jeweils anhält.

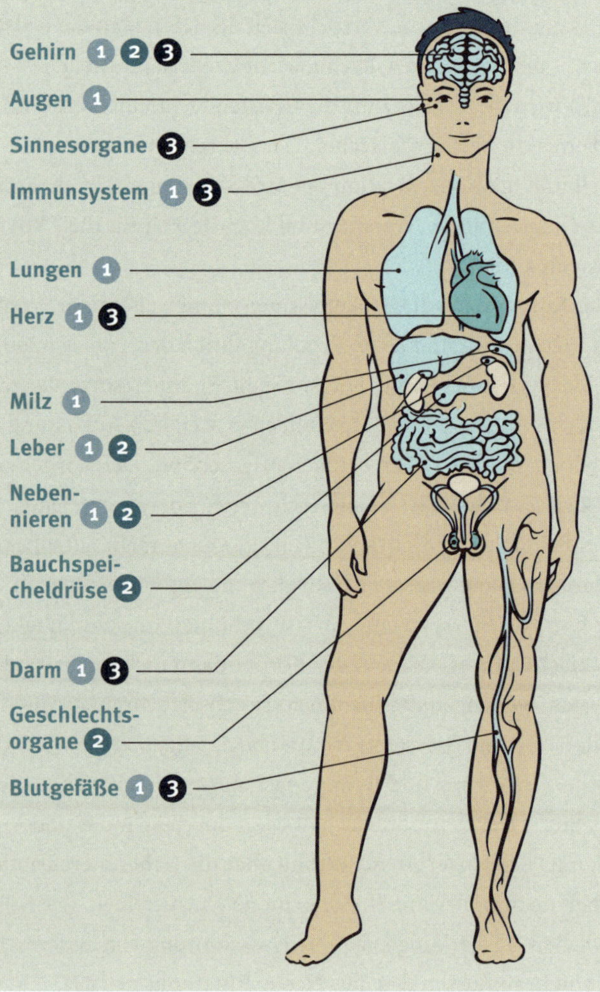

Phase 1: Die unmittelbare Reaktion

Bei Stress setzt sich eine Kettenreaktion in Gang. Der Körper reagiert auf die Belastung sofort mit der Mobilisierung der Kraft- und Schnelligkeitsressourcen.

GEHIRN: Das Konzentrationsvermögen wird gesteigert und die Schmerzempfindlichkeit wird abgeschwächt.

AUGEN: Um besser sehen zu können, werden die Pupillen geweitet.

IMMUNSYSTEM: Es kommt vorübergehend zu einem natürlichen Anstieg der Killerzellen im Blut.

LUNGEN: Die Atmung wird schneller. Die Bronchien weiten sich. Mehr Sauerstoff kann über die Lungen aufgenommen werden.

HERZ: Blutdruck und Puls steigen an. Das Herz kann mehr Sauerstoff und Glukose in den Körper pumpen.

MILZ: Für einen besseren Sauerstofftransport setzt die Milz mehr rote Blutkörperchen frei.

LEBER: Gespeicherter Zucker wird als Treibstoff für die Muskeln in Glukose umgewandelt.

NEBENNIEREN: Die Stresshormone werden gebildet.

DARM: Die Verdauung kommt zum Erliegen, um mehr Energie für die Muskeln zu haben.

BLUTGEFÄSSE: Die großen Blutgefäße in den Muskeln weiten sich für eine bessere Energieversorgung. Die Blutgerinnung nimmt für den Fall einer Verletzung zu.

Phase 2: Anpassung an die Anspannung

Hält die Belastung an, kommt es zu weiteren Veränderungen. Der Körper versucht, sich den Umständen anzupassen, um sich zu stabilisieren.

GEHIRN: Der Hippocampus wird aktiviert, um die Toleranz für die belastende Situation zu erhöhen.

LEBER: Die gespeicherten Fettreserven werden in »Treibstoff« umgewandelt.

NEBENNIEREN: Die Cortisol-Ausschüttung der Nebennieren sorgt dafür, dass die Verdauung und das Immunsystem gedrosselt werden.

BAUCHSPEICHELDRÜSE: Insulin wird vermehrt produziert, weil Cortisol die Insulinwirkung verringert.

GESCHLECHTSORGANE: Die Produktion der Geschlechtshormone wird bei länger anhaltendem Stress herabgesetzt.

Phase 3: Die langfristigen Auswirkungen

Zu häufige und starke Stressreaktionen im Körper können zu gesundheitlichen Einschränkungen führen. Verschiedene Symptome machen sich schleichend bemerkbar.

GEHIRN: Mit der Zeit schädigt Cortisol die Gehirnzellen. Die Wahrnehmung kann beeinträchtigt werden. Die Folgen können Depressionen, Erschöpfung und Gedächtnisstörungen sein.

SINNESORGANE: Es können eine Erhöhung des Augeninnendrucks sowie Schädigungen im Innenohr mit Hörsturz und Dauerpfeifen auftreten.

IMMUNSYSTEM: Die Verminderung der Abwehrzellen führt zur Schwächung des Immunsystems.

HERZ: Der Blutdruck bleibt dauerhaft erhöht. Oft ist auch der Ruhepuls erhöht. Herzinfarkt und Schlaganfall können Spätfolgen sein.

DARM: Die verminderte Blutversorgung führt dazu, dass die Magen- und Darmschleimhaut für Geschwüre anfälliger werden.

BLUTGEFÄSSE: Die Elastizität der Gefäße wird durch den erhöhten Blutdruck und Herzschlag verringert, was unter anderem das Risiko für Herz-Kreislauf-Erkrankungen erhöht.

AUSWIRKUNGEN VON DAUERSTRESS

Viele Menschen unterschätzen die negativen Folgen von chronischem Stress auf das Gehirn, aber die Schieflage macht sich auch hier bemerkbar. Unter dem Stresshormon-Bombardement können bestimmte Hirnareale von der Weiterleitung von Signalen ausgeschlossen werden. Wahrnehmungs- und Beurteilungsvermögen verändern sich dadurch. Besonders das Gedächtnis, Konzentration und Kreativität sind beeinträchtigt. Das Gehirn passt sich zunehmend mit seinen Funktionen den Bedingungen an und beginnt auf Basis des »Daueralarms« ein neuronales Stressnetzwerk aufzubauen. Hat der Körper zu diesen Hilfsmitteln gegriffen, verselbstständigen sich die Stressreaktionen im Körper. Auch wenn die belastende Situation längst vorüber ist, bleibt das Netzwerk bestehen und befeuert sich weiter selbst.

Die Folgen der Überlastung machen sich bei den Betroffenen mit verschiedenen Symptomen schleichend bemerkbar. Jeder Mensch reagiert unterschiedlich auf die anhaltende Hochspannung und je nach individueller »Schwachstelle« äußern sich die Symptome sehr unterschiedlich. Schlafstörungen, Kopfschmerzen, Magen-Darm- oder Herz-Kreislauf-Beschwerden sowie viele gesundheitliche Einschränkungen, die scheinbar keinen Zusammenhang mit einem körperlichen Leiden haben, können als Folge auftreten. Fast alle Bereiche des menschlichen Körpers und seine Organe können von der Überforderung betroffen sein. Besonders anfällig scheinen die Psyche, der Rücken, das Herz-Kreislauf-System und der Stoffwechsel zu sein. Hier hinterlässt die anhaltende Anspannung häufig ihre Spuren. Mittlerweile werden mehr als 100 Symptome direkt oder indirekt in Verbindung mit chronischem Stress gebracht. In der Medizin werden die Beschwerden unter dem Begriff »psychosomatische Erkrankungen« zusammengefasst.

RAUS AUS DER STRESSFALLE

Den Stress einfach aus dem Leben zu verbannen, ist erstens nahezu unmöglich umsetzbar und führt zweitens nicht weiter. Vielmehr muss erkannt werden, dass jeder Mensch unterschiedlich auf Stress reagiert. Was den einen stresst, bringt andere überhaupt nicht aus der Ruhe.
Je nach Bewertung der Situation und Verhalten daraufhin kann es zu Stressreaktionen kommen oder auch nicht. Der individuelle Umgang mit der jeweiligen Situation entscheidet über die Auswirkungen. Wenn dauerhaft die Belastungsgrenze erreicht oder sogar schon überschritten wird, reicht ein normaler Ausgleich nicht mehr aus. In dem Fall sollte nach den Auslösern gesucht werden. Meist findet man bei der Auseinandersetzung mit den eigenen Verhaltensweisen die Ursache für das Stressempfinden.
Um dem Stressempfinden auf die Spur zu kommen, muss der Grund für die Reaktion gefunden werden. Denn dem Geschehen lässt sich nur etwas entgegensetzen, wenn einem der auslösende Stressfaktor bewusst ist. Unter Stressoren versteht man alle Belastungen und Anforderungen, die zu einer Stressreaktion führen. Äußere Reize wie Kälte, Hitze oder Lärm können Stress auslösen. Aber auch der eigene Körper kann durch Schmerzen, Hunger, Durst und Erschöpfung die Ursache sein. Ein weites Feld stellen alle Geschehnisse dar, die in Verbindung mit Erfahrungen aus der Vergangenheit gebracht werden. Zum Stressor werden sie, wenn Situationen falsch oder unrealistisch bewertet werden. Überforderungsgefühle sind meist ein Ausdruck dieser Fehleinschätzung. Einer der häufigsten Stressfaktoren ist jedoch der Umgang mit anderen Menschen. Die Vielfalt an zwischenmenschlichen Konflikten liefert leider sehr oft die Vorlage für emotionalen und seelischen Druck.
Verschiedene Verfahren und Auswertungen geben Hinweise, was auf dem Seelenleben lastet. Es gibt kostenpflichtige Tests, die eine Aussage

über die Bewältigung von beruflichen Anforderungen treffen können. Durch sie werden stressfördernde Verhaltensmuster aufgezeigt und versteckte Ressourcen und Entwicklungspotenziale sichtbar gemacht. Übergreifender und meist kostenlos im Internet zu finden sind Tests, die dem Bereich der Transaktionsanalyse entstammen:

- Die fünf Ich-Zustände im Egogramm (Erwachsenen-Ich, kritisches Eltern-Ich, fürsorgliches Eltern-Ich, freies Kind, angepasstes Kind) geben nicht nur Auskunft über die Persönlichkeit, sondern zeigen in ihrer Ausprägung, welchen Einfluss sie auf das Stressgeschehen ausüben.
- Einen Einblick in die Beweggründe für Verhaltensweisen gibt der Antreibertest. Grundsätze wie zum Beispiel »Streng dich an«, »Sei stark« oder »Mach es allen recht«, die oft noch aus der Kindheit stammen, werden hier beleuchtet.
- Eine Einschätzung, wie weit ein chronischer Stressprozess bereits fortgeschritten ist, wird mit wissenschaftlich anerkannten Tests ermittelt, etwa dem Maslach Burnout Inventory (MBI) oder dem Copenhagener Burnout Inventory (CBI).

Die bewusste Wahrnehmung des eigenen Handels und die Auseinandersetzung mit den Auslösern ist ein erster Schritt. Er fördert bei den Betroffenen die Erkenntnis, dass es die eigene Bewertung und Interpretation ist, die eine Situation als belastend einstuft und als Folge eine Stressreaktion auslöst. Sie bemerken, dass sie selbst in das Geschehen eingreifen und es auch ändern können. Eine freiere Auseinandersetzung und ein Umdenken sind nun möglich. Zu ersten Veränderungen kommt es, wenn im nächsten Schritt versucht wird, aktiv in die Handlung einzugreifen. Bereits durch kleinere Maßnahmen, beispielsweise eine andere Körperhaltung, ein bewusster Blickkontakt oder tiefes Luftholen, findet eine positive Veränderung statt. Auch wenn Rückfälle in alte Verhaltensmuster immer wieder vorkommen, sollte der eigene Handlungsspielraum immer weiter vergrößert werden. Ziel des Trainings ist es, sowohl das Denken als auch das Handeln nachhaltig zu verändern. Die Betroffenen sollen ihr Leben selbst in die Hand nehmen und versuchen, es nach ihren Vorstellungen zu gestalten. Wachsendes Selbstvertrauen und innere Ruhe helfen, weniger in seelische Bedrängnis zu geraten und schneller Erholung zu finden.

RUHE FÜRS NERVENKOSTÜM

Neben der geistigen Auseinandersetzung mit dem Stressgeschehen gibt es weitere Maßnahmen, die das Verhaltenstraining unterstützen und in Belastungssituationen unmittelbar für Erleichterung sorgen können. Atemübungen, wie sie im Praxisteil (ab Seite 133) beschrieben werden, lassen sich jederzeit anwenden, egal wie sehr der Stress den Alltag bestimmt. Aber auch Methoden wie autogenes Training, Meditation, progressive Muskelentspannung, Qigong oder Yoga bieten sich zur Entspannung an. Neben der Aussicht auf unmittelbare Entlastung helfen sie auch, wieder in Kontakt mit dem eigenen Körper zu treten. Das Empfinden für die eigenen Bedürfnisse rückt durch sie wieder in das Bewusstsein der Betroffenen. Die verschiedenen Methoden ermöglichen es uns, den Hilferuf des Körpers zu verstehen und auf ihn zu reagieren.

Bei allen Entspannungsmethoden ist das regelmäßige Wiederholen der Übungen die Grundvoraussetzung für den Entspannungseffekt. Durch das regelmäßige Praktizieren wird im Gehirn eine Bahnung ausgelöst, sie sensibilisiert die Nervenbahnen und sorgt so dafür, dass der Körper immer müheloser zur Ruhe kommt. Nach etwa neun bis zwölf Wochen zeigen sich spürbar erste Veränderungen. Die allgemeine Grundhaltung wird ruhiger und der Alltag wird von mehr Gelassenheit bestimmt. Je länger die Methoden nun angewendet werden, umso einfacher und schneller lässt sich ein entspannter

Zustand erreichen. Durch die Konditionierung benötigen Geübte nur wenige Sekunden, um die Balance zwischen Belastung und Erholung wiederherzustellen.

ENTSPANNTER IM ALLTAG

In der Ruhe liegt also die Kraft. Sich bewusst zu entspannen, ist die beste Methode, um wieder zu Kräften zu kommen. Es gibt kein besseres Mittel, um sich schnell und zuverlässig mit neuer Energie zu versorgen. Und das Beste: Jeder kann es. Meister des Fachs können quasi auf Knopfdruck entspannen, alle anderen haben jederzeit die Chance, es zu lernen und zu üben. Denn wie gesagt: Kein Mensch kann stressigen Situationen gänzlich aus dem Weg gehen. Das muss auch niemand, denn die Natur hat den menschlichen Körper mit einem entsprechenden Programm ausgestattet, Belastendes in Belebendes umzuwandeln. Wer diese Kraftquellen kennt, ist immer in der Lage, sie zu nutzen.

Für den richtigen Umgang mit den Aktivitäten von Sympathikus und Parasympathikus ist es wichtig, sich im Alltag immer wieder Pausen zu gönnen. Werden sie nach unserem Leistungsrhythmus (Basic Rest-Activity Cycle, kurz BRAC) geplant, entsprechen sie dem natürlichen Bedürfnis unseres Körpers, das aufgrund der wechselnden sympathischen und parasympathischen Phasen während des Tages entsteht. Als Faustregel gilt: Wer dem BRAC folgt, sollte nach 70 bis 90 Minuten körperlicher und vor allem nach geistiger Aktivität eine Pause von 10 bis 20 Minuten einlegen.

Je fester die Auszeiten im Tagesablauf verankert sind, umso erholsamer können sie ausfallen. Bereits nach einigen Wochen führt die regelmäßige Ausführung zu einer Konditionierung. Der Körper lernt, auf Kommando die Anspannung aufzulösen und in einen entspannten Zustand zu wechseln.

Info

SEX – DAS ANTISTRESSREZEPT

Das einvernehmliche Liebesspiel kann alles vereinen, was entspannt und glücklich macht. Beim Sex sind körperliche Aktivität, wohltuende Streicheleinheiten und beglückende Momente inklusive. Eine Flut von Hormonen fördert neben dem Vergnügen auch noch die Gesundheit. Beim Streicheln und Kuscheln wird vermehrt das Bindungshormon Oxytocin produziert. Es beschert dem Paar nach dem Höhepunkt ein Gefühl der innigen Verbundenheit. Mit der Erregung steigt der Dopaminspiegel, er fördert den unwiderstehlichen Antrieb zum Weitermachen. Der Botenstoff aktiviert das Belohnungssystem im Gehirn und sorgt für einen euphorischen Rausch der Gefühle. Endorphine dienen als körpereigene Schmerzmittel und verhelfen vor allem Frauen dazu, loszulassen und sich hinzugeben. Während des Geschlechtsverkehrs wird der Spiegel des Stresshormons Cortisol gesenkt, wodurch Stress weiter abgebaut wird.

Gut zu wissen: Auch ohne Höhepunkt können die angenehmen körperlichen Berührungen für Entspannung sorgen. Und bei Selbstbefriedigung hilft der Orgasmus ebenfalls beim Stressabbau.

Wie die Phasen genutzt werden können, um zur Ruhe zu kommen, muss jeder für sich selbst herausfinden. Denn entspannen lässt sich auf vielseitige Art und Weise. Bei der Auswahl können Interessen und Vorlieben einfließen, da alles, was Freude bereitet, von selbst für ein gutes Wohlbefinden sorgt. Aber auch mal etwas ganz anderes auszuprobieren, kann sich lohnen. Letztendlich geht es darum, sich bewusst auf den Erholungskurs einzulassen.

Ein Aufenthalt im Grünen verbessert nachweislich die Stimmung und das Selbstwertgefühl. Die positive Wirkung auf die Psyche setzt unmittelbar mit Beginn der Freiluftaktivität ein: Die Stimmung hellt sich auf und die Selbstachtung nimmt deutlich zu. 20 bis 30 Minuten reichen dafür aus. Laut Studien ergab längeres Verweilen im Grünen noch weitere Vorteile, nur war die Wirkung nicht mehr so intensiv wie am Anfang. Junge Menschen und psychisch kranke Menschen scheinen von der Naturerfahrung besonders zu profitieren.

Verstärken lässt sich der Entspannungseffekt noch durch Bewegung in der Natur. Sie ist für den Körper das einfachste und effektivste Mittel, um Stress und Ermüdung auszugleichen. Ausdauersport im Freien ist dafür wohl mit eine der besten Methoden. Durch die mäßige, aber regelmäßige Bewegung lassen sich die »Batterien« wieder aufladen. Bei der Sporteinheit werden Stresshormone abgebaut, das Gedankenchaos gelichtet, die Stimmung verbessert und ganz nebenbei wird noch für erholsamen Schlaf gesorgt.

Neben Ausdauersportarten gibt es noch eine Reihe weiterer Freizeitmöglichkeiten, die außer für Spaß auch für Entspannung sorgen. Musik hat direkten Einfluss auf die Teile des Gehirns, die für die Entstehung von angenehmen Gefühlen verantwortlich sind. Je nach Art des Stückes wirkt sich die Musik anregend oder beruhigend aus (siehe Seite 136). Sie fördert die Ausschüttung von Endorphinen und kann Herzfrequenz, Muskelspannung, Blutdruck und Atmung beeinflussen. Das ist einer der Gründe, warum Musik auch zur Therapie eingesetzt wird. Eine ähnliche Wirkung haben künstlerische Tätigkeiten wie Malen oder Töpfern. Der kreative Umgang mit verschiedenen Materialien und Farben hat ebenfalls Einfluss auf das seelische Wohl. Aber auch beim Stricken und Sticken, so fand die Wissenschaft heraus, werden die Stresshormone gesenkt und die Stimmung positiv beeinflusst. Auch Tiere können Medizin für die Seele sein. Bereits das Streicheln eines »haarigen Freundes« oder das Beobachten von Fischen in einem

Aquarium wirkt beruhigend. Ginge es nach der Empfehlung von Stressexperten, so müsste jeder Bürobetrieb auch einen Hund »anstellen«. Der vierbeinige Gefährte baut nicht nur Stress und Anspannung ab, sondern soll zusätzlich auch noch gesundheitsfördernd sein. Aus der Forschung ist bekannt, dass die einfache Berührung schon reicht, um bei vielen Menschen den Puls zu verlangsamen, den Blutdruck zu senken und für eine erhöhte Endorphinausschüttung zu sorgen. Manchmal reicht für die positive Wirkung sogar schon die Anwesenheit eines gut erzogenen Hundes aus.

Info

NERVENNAHRUNG

Essen ist mehr als nur Nahrungsaufnahme. Für die Mahlzeiten sollte sich jeder Zeit nehmen. Ein mit Ruhe und Muße eingenommenes Mahl fördert den Genuss und die Entspannung gleichermaßen. Gemeinsam mit Freunden oder im Kreis der Familie wird die wohltuende Wirkung des Essens sogar noch einmal verstärkt.

In Phasen großer Belastung stellt die Nahrungsaufnahme jedoch für viele Menschen ein Problem dar. Die einen versuchen, durch unkontrolliertes Essen Druck abzubauen. Bei anderen ist der Magen wie zugeschnürt, sie verweigern regelrecht die Zufuhr von Nährstoffen. Eine hohe Konzentration von Vitaminen, Spurenelementen, Mineralstoffen und sekundären Pflanzenstoffen kann jedoch in Zeiten hoher Anspannung sinnvoll sein. Da das Stoffwechselgeschehen im Körper komplex und individuell ist, hilft bei chronisch gestressten Menschen nur eine entsprechende Analyse, um einen Mangel herauszufinden.

NATÜRLICH NACHHELFEN

Einige pflanzliche Wirkstoffe sind dafür bekannt, dass sie den Geist sanft beruhigen, Ängste lindern und den Schlaf fördern. Klinisch getestet und daher Bestandteil vieler Naturheilmittel sind die Wirkstoffe von Baldrian, Hopfen, Passionsblume und Melisse. Johanniskraut besitzt außerdem noch antidepressive Eigenschaften. Zum Kreis der angstlösenden Heilpflanzen gehört der Lavendel.

Eine beeindruckende Studienlage gibt es zur indischen Pflanze Ashwagandha, in Deutschland auch bekannt auch als Schlafbeere, Winterkirsche oder Indischer Ginseng. In der ayurvedischen Medizin wird Ashwagandha bei verschiedenen Beschwerden eingesetzt, zum Beispiel bei Schlaflosigkeit, Angstzuständen, Gelenkschmerzen, Fruchtbarkeitsproblemen und Impotenz. Außerdem wird es zur Verbesserung der Hirnleistung und zur Aufhellung der Stimmung verwendet. Ashwagandha gehört zu den sogenannten Adaptogenen, weil es die Stressresistenz erhöht. Adaptogene sind Heilpflanzen, die dazu beitragen, dass Stress die Gesundheit nicht so stark beeinträchtigt. Weitere Heilpflanzen mit dieser Antistresswirkung sind Rosenwurz und Ginseng.

Auch homöopathische Komplexmittel, die die Wirkungen verschiedener Einzelmittel kombinieren, zeigen in Anwendungsstudien eine überraschend gute Wirksamkeit. Viele Menschen berichten über mehr Ausgeglichenheit und Gelassenheit im Alltag sowie über eine verbesserte Leistungsfähigkeit und einen erholsameren Schlaf. Die Kombination aus Passionsblume, Hafer, Kaffeesamen und dem Zinksalz aus Baldriansäure entspannt und beruhigt. Die Stärkung des inneren Gleichgewichts erleichtert die Maßnahmen zur Stressbewältigung.

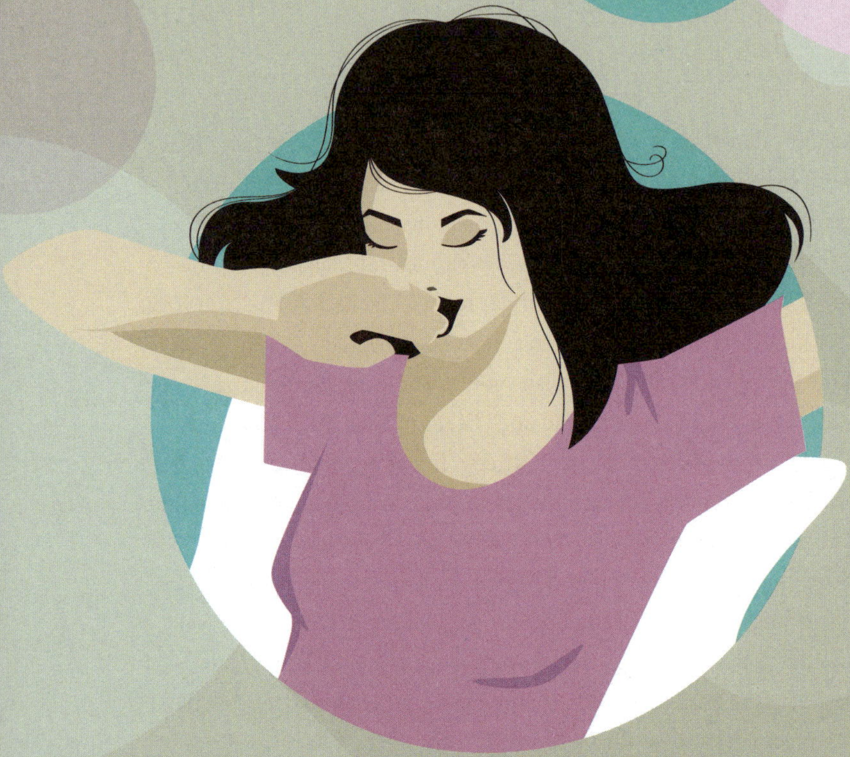

3

Sich im Schlaf mehr erholen

Guter Schlaf ist eine Voraussetzung für Leistungsfähigkeit und Vitalität. Stress und Atemweise bestimmen die Erholungsfähigkeit mit.

Wer leben will, muss schlafen. Schlaf ist ein wichtiger Teil des Lebens, kein Mensch kann sich ihm entziehen. Wie ein innerer Taktgeber gibt der Körper den Rhythmus von Wachsein und Schlafen vor. Schlaf ist wie die Atmung ein Grundbedürfnis des Körpers. Egal, wie voll unser Terminkalender oder wie lang unsere To-do-Liste ist, wir können uns nur schwer dem nächtlichen Programm widersetzen. Denn eine Art »innere Uhr« regelt, wann wir müde werden und schlafen müssen.
Als noch kein Fernseher bis spät in die Nacht flimmerte und uns vom Schlafen abhielt, entwickelte sich der Tag-Nacht-Rhythmus des Menschen. Während sich unsere Vorfahren noch ihr Lager unter Felsvorsprüngen einrichteten, bettet man sich heutzutage komfortabler. Mit Heu und Stroh gepolsterte Betten gibt es schon lange nicht mehr, aber das Erbe aus dieser Zeit steckt noch heute in unseren Genen.
Als hauptsächlich visuelles und vielen Raubtieren körperlich unterlegenes Wesen war es für die Menschen einfach sicherer, mit Hereinbrechen der Nacht zum Lager zurückzukehren und abzuwarten. Im Laufe der Evolution hat sich der menschliche Organismus auf dieses tagaktive Programm eingestellt. Inzwischen hat die Forschung mehr als 100 Körperfunktionen herausgefunden, die über den Schlaf-wach-Rhythmus gesteuert werden.
Leider wird der Schlaf von einigen Menschen bloß als lästige Unterbrechung empfunden. Schlaf ist nicht das Gegenteil von Wachsein, auch ist er keine Zeitverschwendung, sondern die perfekte Ergänzung zu unserem wachen Zustand. Den Schlummerzustand nutzt der Körper, um den vergangenen Tag in seiner ganzen Fülle und Vielfältigkeit zu verarbeiten und den kommenden Tag vorzubereiten. Während des Schlafs erfahren Körper und Geist eine Harmonisierung. Sinnvolles und Brauchbares wird vom Überflüssigen und Unbrauchbaren getrennt, eingelagert oder entsorgt. Für den nächsten Tag wird neue Energie geschaffen und bereitgestellt. Schlaf ist also entgegen der Wahrnehmung vieler eine höchst aktive Angelegenheit. Für diese

komplexen Wartungsarbeiten verbraucht der Körper nur etwa 15 Prozent weniger Kalorien als im Wachzustand.
Etwa sieben bis acht Stunden verbringen wir jeden Tag im Reich der Träume. Die Schlafforschung geht davon aus, dass der Mensch mindestens fünf Stunden Schlaf täglich braucht, um gesund zu bleiben. Bei diesen Angaben geht es jedoch nicht nur um die absolute Zahl der Schlafstunden, sondern um die Erholungsfähigkeit. In der Schlafmedizin wird deshalb eher danach gefragt, ob der Schlaf ausgereicht hat, um sich am nächsten Tag frisch und erholt zu fühlen. Die Anzahl der geschlafenen Stunden ist dabei eher zweitrangig.

DER NACHTAKTIVE **PARASYMPATHIKUS**

Mit dem Schlaf schaltet der Körper vom Tageswerk zur Nachtschicht um. Nach einem aktiven Tag wird der Mensch in der Nacht zum ruhigen Schläfer. Wie am Tage nehmen Hormon- und Nervensystem auch auf das nächtliche Geschehen Einfluss. Gemeinsam geleiten sie uns durch die Nacht. Mit genau bestimmten Einsätzen und festgelegten Abläufen sorgen sie dafür, dass wir am Morgen wieder ausgeschlafen und erholt in den Tag starten können. Sie begleiten uns nicht nur in den Schlaf und lassen uns am Morgen erfrischt aufwachen, sondern halten uns zudem im nächtlichen Schlafrhythmus. Sie schaffen Beständigkeit und stellen sicher, dass der Körper auch während der Nacht im Gleichgewicht bleibt.
Zum harmonischen Zusammenspiel von Hormon- und Nervensystem kommt es, wenn der Parasympathikus die Regie des Schlafs übernimmt. Im Gegensatz zum Leistungsbringer Sympathikus sorgt er für Erholung und Regeneration. Sein Einfluss ist es, der den Körper zur Ruhe kommen lässt. Er ermöglicht es, dass während des Schlafs neue Kräfte gesammelt sowie ungestört Wartungs- und Reparaturarbeiten durchgeführt werden können.

Der Übergang vom Wachen zum Schlafen ist fließend. In langsamen Wellen gleiten wir unter der Führung des Parasympathikus und dem Einfluss von Hormonen immer weiter in das Reich der Träume.
Die Spannung in den Muskeln lässt nach, die Stoffwechselprozesse des Tages werden heruntergefahren, die Körpertemperatur fällt, der Blutdruck sinkt und der Herzschlag verlangsamt sich. Alle Leistungssysteme werden abgeschaltet. Der Körper beginnt zu entspannen, die Aktivitäten im Gehirn lassen nach.
Nur das Immunsystem und der Verdauungsapparat nutzen die Gunst der ruhigen Stunden. Im Dünn- und Dickdarm wird der vorverdaute Nahrungsbrei in körpereigene Bausteine umgewandelt und für den Energiestoffwechsel bereitgestellt. Das Immunsystem braucht die Ruhephase, um sich selbst zu erholen. Es werden beschädigte Zellen repariert oder ausgetauscht. Neue Zellen und Antikörper entstehen, die uns am nächsten Tag wieder vor Angriffen schützen sollen.

HORMONE DER NACHT

Das bekannteste Schlafhormon ist das Melatonin (siehe Seite 151). Es wirkt wie eine natürliche Schlaftablette. Wenn es dunkel wird, schüttet die Zirbeldrüse das Hormon vermehrt aus. Zwei Stunden bevor der Schlaf einsetzt, steigt der Melatoninspiegel im Blut und der Schlafdruck wird höher.
Melatonin steuert zusammen mit dem Cortisol unseren Tag-Nacht-Rhythmus. Während Melatonin dafür sorgt, dass wir in der Nacht schlafen, bringt uns das Cortisol am Morgen auf Trab. Mit dem Einsetzen der Cortisolproduktion zwischen 4 und 5 Uhr in der Früh nimmt der Einfluss des Parasympathikus ab und die Aktivität des Sympathikus zu. Der Körper wird langsam auf die tägliche Arbeit vorbereitet. Cortisol aktiviert den Stoffwechsel, erhöht den Blutzuckerspiegel und steigert den Eiweißumsatz.

Ein weiteres Hormon der Nacht ist das Wachstumshormon. Es könnte als Erklärung für den oft empfohlenen Schönheitsschlaf dienen. Bereits beim Einschlafen läuft seine Produktion in der Hirnanhangsdrüse mit der Hilfe des Melatonins an und endet in der zweiten Nachthälfte, wenn das Cortisol zum Wachwerden freigesetzt wird. In besonders großen Mengen wird das Wachstumshormon in den Tiefschlafphasen gebildet. Vor allem in der ersten Tiefschlafphase ist die Ausschüttung besonders groß – was ein guter Grund wäre, rechtzeitig ins Bett zu gehen, da diese Phase so optimal genutzt wird. Laut Studien ist die beste Zeit dafür vor 23 Uhr. Denn das Wachstumshormon fördert die Erholung und Regeneration des Körpers. Es regt die Bildung neuer Körperzellen an, lässt Kinder wachsen und beteiligt sich am Muskelaufbau und Fettabbau.

VORBEREITUNGEN FÜR GUTEN SCHLAF

Der immer wiederkehrende Rhythmus von Tag und Nacht strukturiert unser Dasein. Während des Schlafs erholt sich der Körper vom Tag. Die Vorbereitungen für eine erholsame Nacht beginnen aber schon während des Tages.
Der Tagesablauf sollte einer Struktur folgen, auch wenn es vielen von uns schwerfällt. Ein organisiertes Leben mit regelmäßiger Bewegung und festen Mahl- und Schlafenszeiten sind die Grundvoraussetzung für einen guten Schlaf. Gleichbleibende Zeiten und Abläufe am Tag erleichtern es dem Körper, sich auf Aktivitäts- und Ruhezeiten einzustellen. Auch die Einbeziehung und Nutzung der biologischen Rhythmen wie Hochs für Aktivitäten und Tiefs für Entspannung unterstützen den Körper nicht nur am Tag, sondern auch in der Nacht.
Ein wichtiger Taktgeber für die inneren Rhythmen ist die Verdauung. Die letzte Mahlzeit am Tag hat einen bedeutenden Einfluss auf den Schlaf. Zwischen Essen und Schlafengehen sollte möglichst viel Zeit

liegen. Um keine unnötige Kraft und Zeit für die Erstverdauung zu verschwenden, sind vier Stunden ideal. Sie entsprechen dem körpereigenen Verdauungsrhythmus, um eine Mahlzeit für die lohnende Energiegewinnung vorzubereiten. Ein kleiner Vorteil für ein vorgezogenes Abendbrot: In der Nacht wird kein Fett eingelagert. Zwei Stunden zwischen Essen und Schlaf wären das Minimum. Je später die Mahlzeit erfolgt, umso leichter verdaulich sollte sie sein.
Ganz ähnlich sollten sportliche Aktivitäten geplant werden. Als Vorbereitung für eine erholsame Nacht sind Ausdauersportarten wie Laufen, Nordic Walking, Fahrradfahren oder Schwimmen empfehlenswert. Eine gemäßigte körperliche Anstrengung am frühen Abend mit einem optimalen Trainingspuls ermüdet den Körper, sorgt für Ausgleich und baut seelische Spannungen ab. Die Trainingseinheiten sollten den Kreislauf einerseits in Schwung bringen, andererseits den Körper nicht überfordern. So kann der Körper gleich in das nächtliche Erholungsprogramm starten, ohne sich erst mit der Regenerationsphase einer intensiven Sporteinheit beschäftigen zu müssen.

STÖRENFRIEDE STRESS UND ATMUNG

Stress wirkt sich auf die Schlafqualität aus. Viele Menschen merken erst, dass sie unter Stress leiden, wenn ihr Schlaf schlechter wird. Solange der Körper auf Hochtouren läuft, kann das nächtliche Erholungsprogramm nicht starten. Denn bei Stress wird vermehrt das Hormon Cortisol ausgeschüttet. Das Stresshormon ist in seiner Wirkung der Feind einer erholsamen Nacht. Ein hoher Pegel im Blut sorgt schon in der ersten, normalerweise besonders erholsamen Nachthälfte für Defizite. Ein dauerhaft erhöhter Cortisolspiegel erhöht das Risiko mit jeder Nacht, dass die Schlafstörung chronisch wird und sich im schlimmsten Fall verselbstständigt. Selbst wenn Anspannung und Stress überstanden sind, kann der Schlaf weiterhin Probleme bereiten.

Info

SICH IN DEN SCHLAF ATMEN

Um Ein- und Durchschlafschwierigkeiten zu bewältigen, ist es wichtig, für Entspannung zu sorgen. Eine effektive Methode, um zur Ruhe zu kommen, ist es, die Hand auf den Unterbauch zu legen und den Atem bewusst und langsam hinunterfließen zu lassen. Spüren Sie, wie sich die Hand durch die Einatmung hebt, und lassen Sie den Atem anschließend wieder langsam ausströmen. Konzentrieren Sie sich voll und ganz auf diesen Vorgang und atmen Sie auf diese Weise so lange weiter, bis Sie sich ruhiger fühlen oder sogar einschlafen.

Der langsame und tiefe Atemrhythmus hat zwei positive Effekte: Zum einen werden störende Gedanken durch die bewusste Fokussierung auf die Atmung ausgeblendet. Zum anderen wird die Aktivität des Parasympathikus angeregt, der für Entspannung sorgt. Darüber hinaus fördert die bewusste Atmung die Produktion von Melatonin, dem Schlafhormon. Melatonin verstärkt die Aktivität des Parasympathikus und hemmt den Sympathikus, was zu einer tieferen Entspannung führt.

Tipp: Ein Atemgürtel unterstützt ein natürliches und gleichmäßiges Atemmuster auch während des Schlafs. Es wird vermehrt bis in den Bauch geatmet und weniger geschnarcht.

Ein weiterer Störenfried des erholsamen Schlafs ist unsere Atemweise. Ab einem Alter von etwa 40 Jahren steigt die Wahrscheinlichkeit um das Sechsfache, dass wir während des Schlafes zwischen Mund- und Nasenatmung wechseln. Was mit normalem Schnarchen beginnt, kann sich zu einem sekundenlangen Atemstillstand ausweiten. Eine überwiegende Atmung durch den Mund erhöht zudem das Risiko, nachts aufzuwachen. Forscher sehen darin einen Verteidigungsmechanismus unseres Körpers. Die schnellere Atemweise löst mehr Wachsamkeit aus: Also genau das Gegenteil von Müdigkeit, Schläfrigkeit oder Entspannung, was von der langsameren Atmung durch die Nase begünstigt wird.

HILFE BEI SCHLAFSTÖRUNGEN

Erst wenn der Schlaf Probleme bereitet, weiß man ihn zu schätzen. Auch wenn der Gedanke verlockend ist: Ein Medikament, das den Schlaf in seiner Natürlichkeit zurückbringt, gibt es nicht. Schlafmittel sind im besten Fall schlafanstoßend und schlaffördernd. Eine Lösung für die Behandlung einer Schlafstörung sind sie nicht. Das beste Schlafmittel ist das Wissen über den eigenen Schlaf und die richtige innere Einstellung dazu. So wie sich Schlafstörungen durch falsche Verhaltensweisen antrainieren lassen, so lässt sich guter Schlaf auch wieder erlernen. Schlafschulen haben es sich zur Aufgabe gemacht, Wissen rund um einen erholsamen Schlaf zu vermitteln. Sie bieten eine professionelle Anleitung für den Umgang mit Schlafstörungen, um diese zu beheben. Eine bessere Schlafqualität und weniger Schlafmittel sprechen für diesen Therapieansatz bei Schlafstörungen. Die Kosten werden sogar teilweise von gesetzlichen Krankenkassen übernommen.
Oft reicht es aus, zu wissen, was während der Nacht passiert, um das eigene Verhalten zu ändern. Durch die Unterstützung und Kontrolle fällt es außerdem leichter, die Theorie in die Praxis umzusetzen. Wer sich auf Spurensuche begeben möchte, kann mithilfe von Wearables wie einer Smartwatch, einem »smarten« Ring oder Sensoren unter der Matratze Einblicke über seinen Schlaf erhalten. Die Ergebnisse werden von Apps ausgewertet und können über einen längeren Zeitraum beobachtet werden. In Verbindung mit dem Alltagsgeschehen lassen die Schlafparameter Rückschlüsse zu, was den Schlaf fördert oder stört.

Info

REGELN DES GUTEN SCHLAFS

- Der Körper kann sich auf einen Schlaf-wach-Rhythmus einstellen, wenn immer die gleichen Zubettgeh- und Aufstehzeiten eingehalten werden – auch am Wochenende.
- Das Schlafzimmer wird für den Körper zu einem Ort der Ruhe und des Wohlfühlens, wenn es nicht zweckentfremdet wird, etwa zum Fernsehen. Die Umstellung von Wachsein auf Schlafen gelingt so leichter.
- Die Raumtemperatur im Schlafzimmer sollte immer etwas kühler als in den restlichen Zimmern sein. Frische Luft fördert ebenfalls einen guten Schlaf.
- Je später der Abend, umso ruhiger sollten die Aktivitäten gestaltet werden. Optimal vorbereitet ist der Körper, wenn in der letzten halben Stunde vor dem Schlafengehen immer das Gleiche getan wird.
- 2 bis 3 Stunden vor dem Schlafen sollten nur Lichtquellen oder Bildschirme mit einem möglichst geringen Blauanteil verwendet werden.
- Durch den Verzicht auf schwer verdauliche Mahlzeiten und übermäßigen Alkoholgenuss am Abend wird der Stoffwechsel im Schlaf nicht unnötig mit der Erstverdauung belastet. 4 Stunden zwischen der letzten Mahlzeit und der Schlafenszeit wären perfekt.
- Koffein und ein Mittagsschlaf nach 16 Uhr können für Einschlafprobleme sorgen.
- Regelmäßiger Sport ist ein gutes Ausgleichsprogramm für den Körper. Am Abend sollten die Trainingseinheiten den Körper allerdings nicht überfordern und daher mindestens 3 bis 4 Stunden vor der Schlafenszeit stattfinden.

Immer mehr Ärzte verordnen ihren Patienten mit Schlafstörungen pflanzliche Arzneimittel (sieht Seite 41). In der Naturheilkunde sind einige Heilpflanzen bekannt, die den Schlaf besonders fördern. Teilweise ist die Wirksamkeit sogar in wissenschaftlichen Untersuchungen bestätigt. Der große Vorteil der Kräutermedizin ist die gute Verträglichkeit, da pflanzliche Wirkstoffe in der Regel sanfter auf den Körper wirken. Schwere Nebenwirkungen und ein Suchtrisiko bestehen demnach bei richtiger Anwendung nicht. Nachteilig kann bei einigen Mitteln die verzögerte Wirkung sein, die erst nach einer längeren Einnahmedauer eintritt.

Schlafstörungen lassen sich nicht von heute auf morgen einfach beseitigen. Die Betroffenen müssen sich vor allem von falschen Vorstellungen und zu hohen Erwartungen lösen. Die Einnahme von Schlafmitteln allein reicht nicht aus, um wieder erholsamen Schlaf zu finden. Es führen nur Wissen und die Bereitschaft für eine Veränderung der Schlafgewohnheiten zu einer Verbesserung der Schlafqualität. Disziplin und Geduld sind bei diesem Prozess die Erfolgsgaranten.

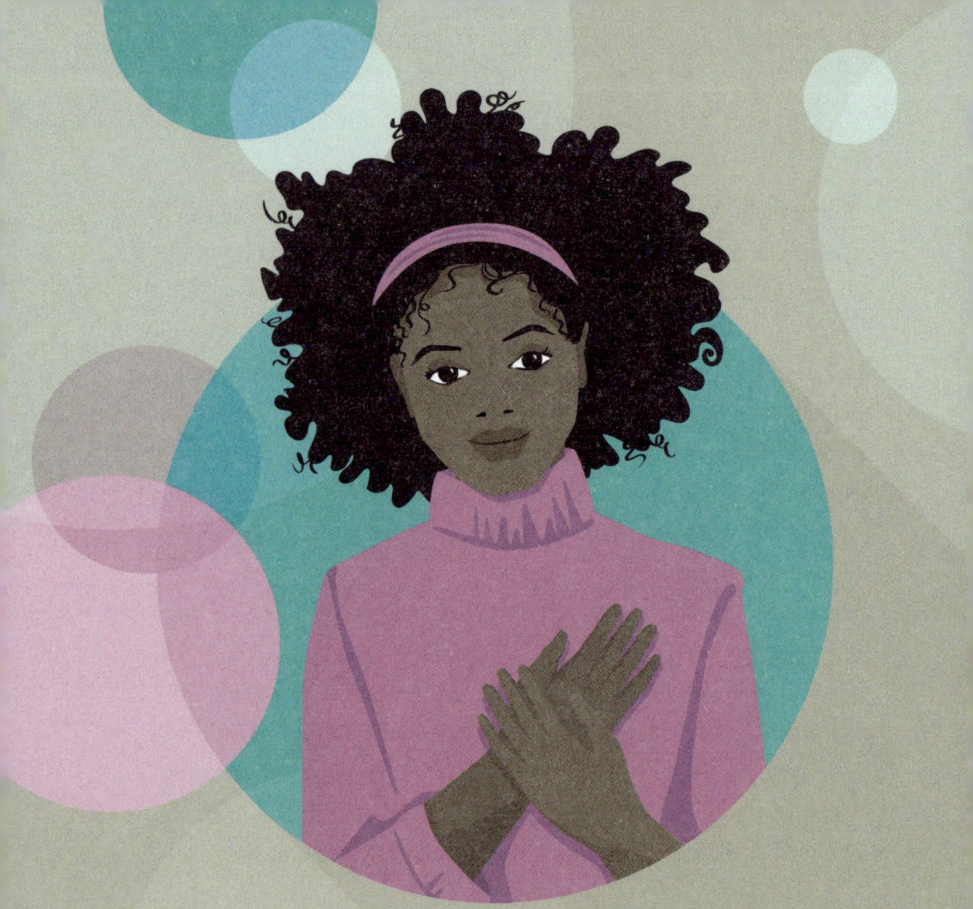

4 Das Herz als Maßstab für Entspannung

Am Herzschlag lässt sich feststellen, was den Körper entspannt und was ihn stresst.

Das vegetative Nervensystem steuert die Aktivität unserer Organe. Es ist bei der Bewältigung von Belastung und anschließender Entspannung maßgeblich beteiligt, aber es ist dabei schwer zu durchschauen. Weil wir nur einen begrenzten Teil seiner Vorgänge bewusst wahrnehmen können, fällt es schwer, die richtige Balance zwischen Anspannung und Entspannung zu finden. Wie viel Erholung braucht der Körper, um seine Energiereserven wieder aufzufrischen? Ab wann hat Stress negative Folgen für den Körper? Um diese Fragen zu beantworten, können wir das Herz beobachten.
Um zu beurteilen, wie gut unser Lebensstil für uns ist, müsste eigentlich die Aktivität des vegetativen Nervensystems direkt gemessen werden. Da dies jedoch nicht so einfach ist wie das Messen des Blutdrucks, wird seine Steuerungsaktivität über die Anpassung des Herzschlags bewertet. Der Herzschlag muss unter dem Einfluss des vegetativen Nervensystems ständig an wechselnde Belastungen anpasst werden – vom Tiefschlaf bis zum Leistungssport. Zur Messung der Aktivität des vegetativen Nervensystems wird das Herz also als eine Art Stellvertreter genutzt, da der Herzschlag leicht messbar ist.

DER VARIABLE HERZSCHLAG

Das Herz braucht die Steuerung des vegetativen Nervensystems, um den Blutfluss an jede Lebenslage anzupassen. Ohne den Einfluss des Sympathikus und Parasympathikus, den beiden Teilen des vegetativen Nervensystems, würde das Herz immer mit derselben Geschwindigkeit schlagen, unabhängig davon, ob wir uns ausruhen oder belasten. Selbstständig schlägt unser Herz etwa 70-mal pro Minute. Der wechselnde Einfluss von Sympathikus und Parasympathikus veranlasst das Herz, seine Schlagfrequenz zu ändern. Bei Belastung übernimmt der Sympathikus die Kontrolle, das Herz reagiert mit schnellen und gleichmäßigen Schlägen. In Ruhe hingegen sorgt der Parasympathikus dafür, dass das

Info

SO VARIABEL IST DER HERZSCHLAG

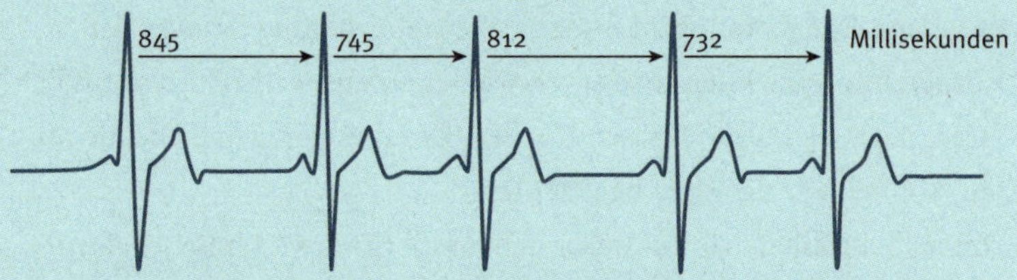

Das Herz reagiert mit fein abgestimmten Veränderungen auf unterschiedliche Belastungen. Die Abstände zwischen den einzelnen Herzschlägen sind mal länger und mal kürzer, sie variieren. Sie werden inneren und äußeren Reizen angepasst.

Herz langsamer und – was meist nicht auffällt – zeitlich variabel schlägt. Das bedeutet, dass im körperlichen Ruhezustand die Abstände zwischen zwei Herzschlägen mal länger und mal kürzer ausfallen, sie variieren um Millisekunden. Mit Herzrhythmusstörungen haben diese Abweichungen allerdings nichts zu tun. Später werden wir noch sehen, dass langsames Ein- und Ausatmen die Herzschlagvariabilität beeinflussen kann, während dies bei Herzrhythmusstörungen nicht der Fall ist. Mediziner nennen diese Veränderlichkeit des Herzensschlags Herzratenvariabilität, üblicherweise mit HRV abgekürzt, oder Herzfrequenzvariabilität. Sie beschreibt die Fähigkeit unseres Körpers, den zeitlichen Abstand von einem Herzschlag zum nächsten je nach Belastung zu verändern. Je besser sich das Herz an äußere und innere Umstände anpassen kann, umso höher fällt die Herzratenvariabilität aus.

Eine hohe Herzratenvariabilität deutet auf ein gut funktionierendes vegetatives Nervensystem hin und signalisiert seelisches Wohlbefinden, körperliche Gesundheit und Vitalität. Im Gegensatz dazu weist eine eingeschränkte Anpassungsfähigkeit des Herzschlags darauf hin, dass das Gleichgewicht von Anspannung und Entspannung im Körper gestört ist. Eine niedrige Herzratenvariabilität ist im Grunde eine chronische Stressbelastung und deshalb auch ein Frühwarnsignal für verschiedene Krankheiten.

Die Herzratenvariabilität verändert sich im Laufe des Lebens. Das Alter führt wohl zu den größten Veränderungen für das variable Schlagen des Herzens. Mit den Jahren lässt die Fähigkeit des Herzens zur Anpassung zunehmend nach. In Studien wurde festgestellt, dass die Werte ab dem 30. Lebensjahr kontinuierlich abnehmen. Aufhalten kann man den Prozess leider nicht, aber durch eine gesunde Lebensweise verlangsamen. Mit guten HRV-Werten lässt sich gleichzeitig das biologische Alter senken. Mit der Messung kann wesentlich genauer gezeigt werden, wie alt und leistungsfähig jemand ist, als mit einer Befragung zum Lebensstil.

DIE HERZRATENVARIABILITÄT MESSEN

Die Messung der Herzratenvariabilität ist nützlich für alle, die Informationen über ihre Erholungsfähigkeit und Stressbelastung erhalten möchten. Erfolgt die Messung in Verbindung mit einem Tagebuch, lassen sich Kraftquellen finden und Energieräuber enttarnen. Eine EKG-Messung kann als Ausgangspunkt dienen, liefert jedoch nur begrenzte Informationen über die Aktivität des Sympathikus und Parasympathikus. Verschiedene mathematische Verfahren sind für aussagekräftige Messgrößen noch zusätzlich nötig. Aus diesem Grund werden häufig Messgeräte mit spezieller Software verwendet, die die variierenden Abstände zwischen den Herzschlägen im Bereich von Millisekunden verarbeiten und die Ergebnisse auswerten.

Info

HRV-PRAXISWISSEN

Apps und Wearables machen eine Herzratenmessung immer einfacher. Aber bei den Anforderungen an die Qualität der Messung und an die fachliche Einordnung der Ergebnisse hat sich nichts geändert.

Was bietet der Markt?

Ärzte, Heilpraktiker sowie verschiedene Therapeuten bieten Kurz- und Langzeitmessungen an. Für regelmäßige Messungen gibt es verschiedene Apps, die direkt die Herzratenvariabilität messen oder die Ergebnisse von Wearables auswerten.

Kurzzeit- oder Langzeitmessung?

Kurzzeitmessungen sind Momentaufnahmen und als Kontrolle für den körperlichen und seelischen Zustand ideal, vor allem wenn sie regelmäßig durchgeführt werden. Die Langzeitmessung zeigt, wie das vegetative Nervensystem auf verschiedene Alltagssituationen reagiert.

Regelmäßigkeit lohnt sich

Die Herzratenvariabilität unterliegt vielen Einflüssen. Ein heißer Tag, Stress mit Kollegen oder ein Kaffee vor der Messung wirken sich auf die HRV-Werte vorübergehend negativ aus. Eine einzelne Kurzzeitmessung sagt erst einmal wenig aus. Viel aussagekräftiger sind regelmäßige Messungen oder eine Langzeitmessung über mehrere Tage.

Um Messungen miteinander vergleichen zu können, ist es sinnvoll, immer zum gleichen Zeitpunkt und unter den gleichen Randbedingungen zu messen. Langfristig können dann die Werte für eine Beurteilung herangezogen werden. Besonders aufschlussreich ist es, wenn zusätzlich noch eine Art Tagebuch geführt wird. Die Verknüpfung der Messergebnisse mit Angaben über Befinden und Ereignisse liefert wertvolle Informationen, wie der Körper Belastungen bewältigt.

Das Messequipment

Profi-Geräte messen die Herzratenvariabilität mit Klebeelektroden wie bei einem EKG oder über einen Brustgurt. Die Messung mit der Handykamera oder über die Sensoren von Wearables ist etwas ungenauer, aber akzeptabel. Bei Langzeitmessungen wird über mehrere Stunden oder Tage mit einem kleinen Gerät und Klebeelektroden gemessen.

Ein Wert sagt viel aus

Je nach Messsystem werden unterschiedlich viele Werte für die Herzratenvariabilität erhoben. Die Menge spielt in der täglichen Anwendung keine so große Rolle für die Aussagekraft, wie man vielleicht denken könnte. Denn teilweise stehen die Parameter für das gleiche Ergebnis, nur ihre Berechnung unterscheidet sich. Typische HRV-Werte für die Wirkung des Parasympathikus sind zum Beispiel RMSSD (siehe Seite 97) und SDNN. Grundsätzlich könnte anhand eines Wertes eine Bewertung der Wirkung des vegetativen Nervensystems vorgenommen werden. Profigeräte und einige Apps bieten eine Darstellung verschiedener HRV-Werte an. Bei Wearables wird das Ergebnis häufig nur mit einem Wert dargestellt, wobei die Berechnungsgrundlage oft unklar ist.

Vergleichen bringt nichts

Die Herzratenvariabilität ist etwas sehr Individuelles. Ein Vergleich mit den Werten von anderen Menschen ist deshalb nicht immer hilfreich. Ein weiterer Grund sind die unterschiedlichen Messverfahren und ihre Auswertung. Empfehlenswerter ist es, die eigenen Werte über die Zeit zu beobachten und bei Veränderungen Rückschlüsse zu ziehen.

Für die Bewertung der Herzratenvariabilität gibt es Kurz- und Langzeitmessungen. Obwohl Kurzzeitmessungen nur eine Momentaufnahme darstellen, bieten sie Anhaltspunkte zur Belastbarkeit und Erholungsfähigkeit des Körpers, insbesondere bei regelmäßigen Messungen unter gleichen Bedingungen. Anhand der Werte lassen sich bereits wichtige Informationen über die Leistungsfähigkeit des Parasympathikus ableiten. Vor allem die Kurzzeitmessung mit vorgegebener Atemfrequenz (RSA-Test) zeigt, wie gut jemand über die Atmung sein vegetatives Nervensystem in den Entspannungsmodus versetzen kann.
Etwas detaillierter sind Langzeitmessungen über ein bis drei Tage – nicht zu verwechseln mit der Dauermessung von Wearables zur Selbstoptimierung. Anhand der einzelnen HRV-Werte lässt sich in Verbindung mit Aktivitätsnotizen genau ablesen, was im Alltag entspannt und was stresst. Sie sind ein guter Gradmesser, um zu erfahren, wann ein anderes Verhalten besser wäre.

MEHR ENERGIE, WENIGER STRESS

Bei der Messung der Herzratenvariabilität geht es in erster Linie um die Erhaltung der Gesundheit. Die HRV-Messung hilft dabei, die Signale des eigenen Körpers besser zu verstehen. Wohl niemand macht sich Gedanken, warum sein Herz manchmal schneller oder langsamer schlägt. Unregelmäßigkeiten zu erkennen, ist deshalb schwierig. Hinzu kommt, dass sich viele körperliche Veränderungen am Anfang nicht direkt auf das Wohlbefinden auswirken, aber bereits ein erstes Anzeichen für eine beginnende chronische Überlastung sein können.
Letztendlich geht es bei der Herzratenvariabilitätsmessung darum, selbst eine Rückmeldung zu erhalten, wie gut der Körper mit seinen Kraftreserven umgehen kann. Wenn man weiß, wo man steht, kann man besser Entscheidungen treffen. Ein ausgewogenes Verhältnis zwischen Anspannung und Entspannung, zwischen Stress und Erholungs-

phasen, ist die beste Vorsorge für einen leistungsstarken und gesunden Körper. Mit der HRV-Messung können wir ein Ungleichgewicht erkennen, bevor es zu ernsthaften Problemen kommt. Bei schlechten Werten ist oftmals noch ausreichend Zeit, etwas zu unternehmen. Die Ergebnisse können häufig verbessert werden. Das Alter, der Fitness- oder Gesundheitszustand spielen dabei keine Rolle. Jeder kann mit einem ausgewogenen Lebensstil selbst etwas für die Verbesserung seiner Herzratenvariabilität – und somit für seine Entspannungsfähigkeit – tun. Ein Einsatz, der sich lohnt, denn Langzeitstudien belegen, dass die Lebensqualität und Lebenserwartung mit verbesserten HRV-Werten steigen.

Info

DER HRV-GESCHLECHTERVERGLEICH

Die Geschlechter ticken laut den HRV-Messungen recht ähnlich. Die Unterschiede zwischen Frauen und Männern sind nicht groß, aber zur allgemeinen Überraschung altersabhängig. Junge Frauen im Alter von 20 bis 30 Jahren haben gleichaltrigen Männern gegenüber einen schwächeren Parasympathikus und damit einen leichteren Schlaf. Männer dagegen können in diesem Alter viel besser entspannen, vor allem in den Abend- und Nachtstunden. Der kleine Unterschied könnte so gedeutet werden, dass die Natur dies so eingerichtet hat, um den Frauen für die Mutterschaft einen Vorteil zu verschaffen (ein Baby will schließlich auch nachts umsorgt werden). Denn in der Altersgruppe der 40-Jährigen dreht sich das Verhältnis wieder um. Mit zunehmendem Alter heben sich die Unterschiede bei der Entspannungs- und Erholungsfähigkeit zwischen den Geschlechtern dann ganz auf.

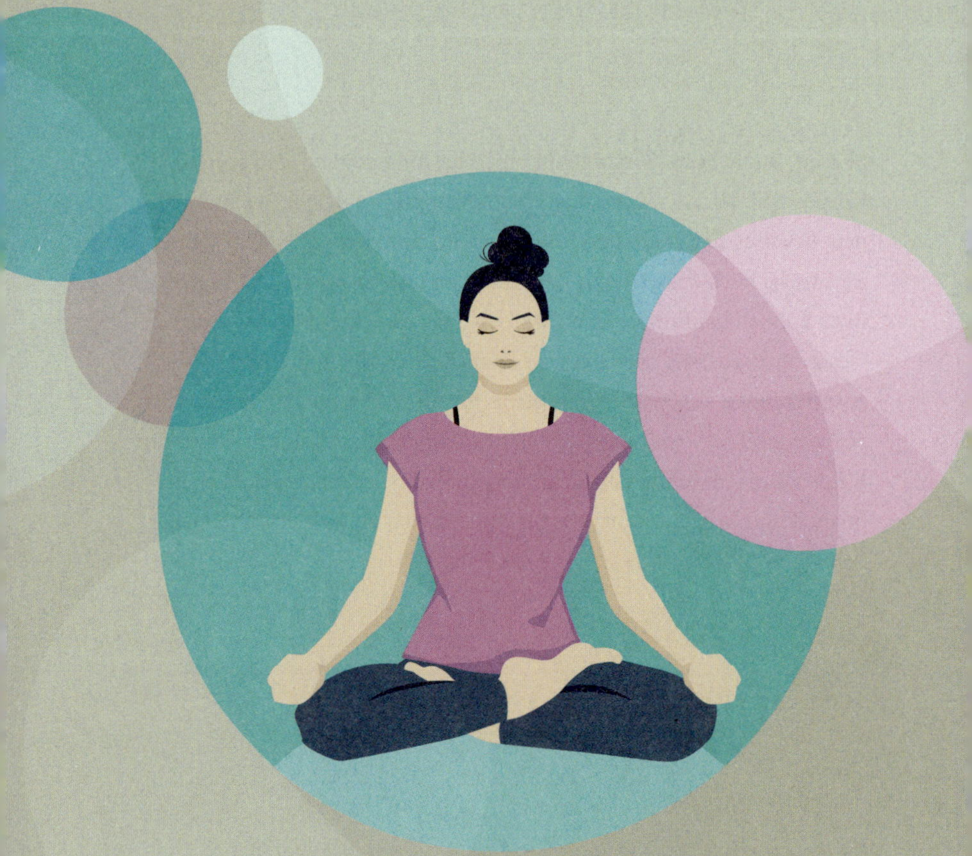

5

Weniger atmen, weniger Stress

Atmen ist mehr als nur Luft holen. Von der Art und Weise, wie wir atmen, hängt ab, ob wir entspannt oder gestresst sind und ob wir viel oder wenig Energie haben.

Nur ein paar bewusste Atemzüge reichen aus, um zu erkennen, welches Potenzial in der Atmung steckt und was ein einziger Atemzug verändern kann. Wenn wir ruhig atmen, wird bei jedem Atemzug ein bisschen Belastung ab- und Erholung aufgebaut. Wie groß der Erholungseffekt ist, bestimmt unsere Atemweise im Alltag.

Wenn Sie den Atemanhaltetest (siehe Seite 8) schon gemacht haben, dann haben Sie wahrscheinlich eine grobe Vorstellung davon, wie Ihre Atemweise im Alltag ist. Die Art und Weise, wie wir atmen, kann sehr unterschiedlich sein. Manche Menschen atmen häufiger, andere kommen mit weniger Atemzügen aus. Die durchschnittliche Atemfrequenz für Erwachsene im Ruhezustand liegt zwischen 9 und 16 Atemzügen pro Minute. Bei dieser Bandbreite ist es offensichtlich, dass es Unterschiede hinsichtlich der Wirkung auf unseren Körper geben muss. Aber wie entstehen diese Unterschiede bei einem Prozess, der automatisch abläuft?

Unsere Atmung wird einerseits vom Atemzentrum im Hirnstamm automatisch vorgegeben, andererseits gibt es viele Faktoren, die den Atemprozess von Moment zu Moment beeinflussen. Alles, was wir erleben, wirkt auf unsere Atmung. Ob wir uns in der Gesellschaft geliebter Menschen entspannen, unter beruflichem Druck stehen, eine freudige Nachricht empfangen, uns um unsere Familie sorgen, eine Gehaltserhöhung feiern oder mit Kollegen streiten – unser Atemrhythmus spiegelt all das wider. Er passt sich nicht nur an unsere körperlichen Aktivitäten an, sondern auch an unsere Gefühle und Gedanken. Jede Emotion, jeder Gedanke prägt unseren Atem. So ist dieser ein ständiger Begleiter, der auf alles reagiert, was wir erleben.

Am Herzschlag lässt es sich am leichtesten beobachten, welchen Einfluss die Atmung auf unseren Körper hat. Er verändert sich je nachdem, ob wir schnell oder langsam atmen. Wird die Atmung schneller, erhöht sich automatisch auch die Herzfrequenz. Kehrt Ruhe ein, verlangsamen sich beide wieder. Selbst innerhalb eines Atemzugs gibt es

Unterschiede, die vor allem im Ruhezustand deutlich werden. Beim Einatmen schlägt das Herz schneller und beim Ausatmen wird der Herzschlag vom zentralen Nervensystem verlangsamt. Durch eine bewusste, ruhige Atmung können wir diesen Effekt sogar noch verstärken. In der Medizin werden die atemabhängigen Schwankungen der Herzfrequenz als respiratorische Sinusarrhythmie (RSA) bezeichnet. Auf den ersten Blick leuchtet es nicht ein, dass Atmung und Herzschlag zusammenhängen. Die Atmung wird gedanklich mit der Lunge und der Herzschlag mit dem Herz verbunden. Doch die beiden Organe sind durch das vegetative Nervensystem verbunden. Dieses steuert sowohl die Atemfrequenz als auch die Herzfrequenz durch seine beiden Anteile, den Sympathikus und den Parasympathikus.

Info

DIE WIRKUNG DER ATMUNG AUF DEN HERZSCHLAG

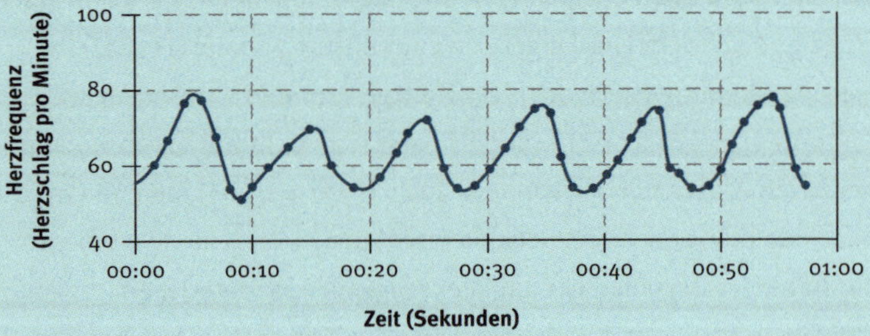

Die Einflussnahme der Atmung auf das Herz zeigt sich am Herzschlag. Beim langsamen Einatmen steigt der Puls an und beim langsamen Ausatmen sinkt er wieder.

Man könnte nun meinen, dass auch bei den atemabhängigen Pulsschwankungen der Sympathikus das Herz schneller schlagen lässt und im Anschluss der Parasympathikus es wieder verlangsamt, also beide gleichermaßen an dem Vorgang beteiligt sind. Dies ist bei einer ruhigen Atemweise nicht der Fall. Der Parasympathikus ist hauptsächlich für die raschen Wechsel des Herzschlags verantwortlich. Er kann viel schneller regulieren als der Sympathikus. Die parasympathischen Nervenbahnen leiten Anpassungsimpulse schnell und mit geringer Verzögerung weiter. Innerhalb einer Sekunde erfolgt die Reaktion bereits, während der Sympathikus fünf Sekunden oder länger braucht. Diese Schnelligkeit erklärt, warum sich der Herzschlag von einem Atemzug zum nächsten verändern kann. Fast genauso schnell kann der Parasympathikus seinen Einfluss auch wieder zurücknehmen.

DER VAGUSNERV ALS VERMITTLER

Ein Grund, warum der Parasympathikus schneller reagieren kann, ist der Vagusnerv. Die Ummantelung seiner Nervenfasern ermöglichen eine zehnmal schnellere Weiterleitung von Signalen als beim Sympathikus. Er ist der wichtigste Nerv des Parasympathikus. Etwa 80 Prozent der parasympathischen Aktivität werden dem Vagus zugeschrieben. Als längster Hirnnerv hat er einen weitreichenden Einfluss. Seine Fasern erstrecken sich mit vielen Verzweigungen über den gesamten Körper, weshalb er auch als Vagabundennerv bezeichnet wird. Er bildet Nervengeflechte um innere Organe wie Herz, Lunge und große Teile des Bauchraums und fungiert somit als Vermittler zwischen den inneren Organen und dem Gehirn.

Der Vagusnerv hat eine besondere Eigenschaft: Er leitet nicht nur Signale vom Gehirn an die Organe weiter, sondern meldet auch Zustände von den Organen an das Gehirn. Etwa 80 Prozent seiner Nervenfasern dienen der Informationsübertragung zum Gehirn, während nur 20 Prozent Signale vom Gehirn zu den Organen übermitteln. Besonders bei Prozessen wie unserer Verdauung und Atmung ist es für das Gehirn unerlässlich, stets auf dem Laufenden zu sein. Über das Nervengeflecht, das die Lunge umgibt, beeinflusst der Vagusnerv die Atemtiefe und -frequenz. Gleichzeitig sammelt er Informationen über unsere Atmung. Er registriert beispielsweise die Ausdehnung der Lunge und die Bewegung des Zwerchfells, je nachdem, wie wir gerade atmen.

Info

ATMUNG IN ZAHLEN

Bei der Atemfrequenz gibt es große Unterschiede. Das Alter, die Leistungs- und die Entspannungsfähigkeit spielen eine Rolle für die Anzahl unserer Atemzüge pro Minute.

- ältere Kinder bis Jugendliche: 15 bis 25 Atemzüge
- Erwachsene: 9 bis 16 Atemzüge
- Erwachsene unter Stress: 15 bis 50 Atemzüge
- Erwachsene bei körperlicher Aktivität: 35 bis 45 Atemzüge
- Extremsportler: 60 bis 70 Atemzüge (bei Wettkämpfen)
- entspannte Personen: 6 bis 8 Atemzüge
- Personen mit Meditationserfahrung: 4 bis 6 Atemzüge

DIE VERÄNDERLICHKEIT DER **ATMUNG**

Unsere Atemweise ist also nicht immer gleich. Dank des Vagusnervs kann sie sich von einem Atemzug zum nächsten Atemzug verändern. Diese Veränderungen bemerken wir meist nur, wenn wir uns körperlich anstrengen. Dann steigt der Einfluss des Sympathikus und der freigesetzten Stresshormone. Wenn der Körper mehr Sauerstoff als im Normalfall benötigt, atmen wir schneller. Unser Brustkorb hebt und senkt sich, um so viel Luft wie möglich ein- und auszuatmen. Diese Veränderung ist für den Körper förderlich, wenn anschließend wieder der Wechsel in ein ruhigeres Atemmuster stattfindet. Wenn der Parasympathikus für Erholung sorgt, werden die Atemzüge langsamer und es wird tiefer in den Bauchraum geatmet. Es geht darum, einen Ausgleich zwischen Sympathikus und Parasympathikus zu finden, um das Stressmuster unserer Vorfahren richtig zu nutzen.

Normalerweise ist auf unser Atemzentrum Verlass. Es kümmert sich darum, dass wir immer mit ausreichend Sauerstoff versorgt sind.

Was viele nicht wahrnehmen: Bei psychischer Belastung passiert etwas Ähnliches mit der Atmung wie bei körperlicher Belastung. Es wird vermehrt durch den Mund geatmet. Die Atemfrequenz erhöht sich und verlagert sich in den Brustraum. Ohne es zu bemerken, können wir dann 2- bis 3-mal so viel Luft einatmen, wie wir eigentlich brauchen. Eine vorübergehende Erhöhung aufgrund von Stress und Hektik ist ähnlich wie bei körperlicher Anstrengung kein Problem für den Körper. Wenn die Belastung allerdings länger anhält, schleichen sich schlechte Atemgewohnheiten in unser Leben ein. Es wird vermehrt über die Brust geatmet. Die wohltuende Bauchatmung wird vernachlässigt. Der Körper gewöhnt sich an die erhöhte Atemfrequenz.

Um zu verstehen, wie es zu diesem Gewöhnungseffekt bei unserer Atmung kommt, müssen wir uns ansehen, was den Körper dazu bringt, die Atemfrequenz zu erhöhen. Hier kommt das zweite Atemgas ins Spiel: das Kohlendioxid. Viele sehen es nur als lästiges Abfallprodukt an, das bei der Energiegewinnung in den Zellen entsteht. Tatsächlich ist es genauso wichtig wie der Sauerstoff.

DIE BEDEUTUNG DES KOHLENDIOXIDS

Mehr als notwendig zu atmen hat nichts mit Sauerstoffmangel zu tun. Selbst unter Belastung verbraucht der Körper nie die ganze Menge Sauerstoff, die wir eingeatmet haben. Tatsächlich wird der größte Teil wieder ausgeatmet. Die Erhöhung der Atemfrequenz wird allein durch den Anstieg des Kohlendioxids ausgelöst. Seine Konzentration im Blut ist maßgebend dafür, wie häufig wir Luft holen. Steigt sie an, beschleunigt das Atemzentrum die Atmung, um das überschüssige Kohlendioxid loszuwerden.

Wir atmen Sauerstoff ein und Kohlendioxid wieder aus. Leider betrachten immer noch viele Menschen das Kohlendioxid als das Gas, das »raus muss«. Aber das ist nur teilweise richtig. Etwa 85 Prozent des Kohlendioxids behält der Körper im Ruhezustand zurück. Er braucht es für lebenswichtige Aufgaben wie zum Beispiel die Stabilisierung des Säure-Basen-Gleichgewichts. Ohne das Kohlendioxid im Blut kann der Körper den Sauerstoff, der für den Transport an die roten Blutkörperchen gebunden ist, nicht nutzen. Für einen normalen Gasaustausch benötigt der Körper in der Lunge und im arteriellen Blut etwa 5 bis 6 Prozent Kohlendioxid. Ein geringerer Gehalt im Blut beeinträchtigt die Energiegewinnung in den Zellen. Ganz ohne dieses Gas würden wir einfach aufhören zu atmen und ersticken. Unser Leben hängt also nicht nur am Sauerstoff, sondern auch am Kohlendioxid.

Für die Steuerung unserer Atemfrequenz orientiert sich das Atemzentrum an der Kohlendioxidkonzentration. Sie ist ausschlaggebend, wie oft wir Luft holen – nicht der Sauerstoff. Je mehr Kohlendioxid sich im Blut ansammelt, desto schneller ist unsere Atmung. Die Zeit, die das

Atemzentrum braucht, um auf eine Zunahme zu reagieren, hängt davon ab, welche Kohlendioxidkonzentration der Körper toleriert. Wie viel der Körper von dem Gas verträgt, bestimmt wiederum die Atemweise. Die Toleranz sinkt mit der Zunahme der Atemfrequenz. Wenn mehr als nötig geatmet wird, sinkt der Kohlendioxidgehalt im Blut und beeinträchtigt die Sauerstoffversorgung der Körperzellen.

ZU SCHNELL UND **ZU VIEL ATMEN**

Wenn ständig zu viel und zu häufig geatmet wird, wie es bei chronischem Stress oft der Fall ist, passt sich das Atemzentrum im Gehirn an den Zustand an. Es gewöhnt sich an die Überatmung und verliert das Gespür für das richtige Maß an Kohlendioxid. Plötzlich wird es normal, mehr Luft einzuatmen, als unser Körper eigentlich benötigt. Der Gewöhnungsprozess beginnt schon nach 24 Stunden.

Eine beschleunigte Atemweise wird als chronisches Hyperventilieren bezeichnet. Aber denken Sie jetzt bitte nicht an eine akute Form der Hyperventilation in Extremsituationen. Eine chronische Intensivierung der Atmung ist ein schleichender Prozess, den der Körper lange Zeit unbemerkt hinnimmt. Leider geschieht es nicht ohne Folgen. Durch das übermäßige Atmen nehmen wir mehr Sauerstoff auf und atmen gleichzeitig viel Kohlendioxid aus. Obwohl die roten Blutkörperchen mit ausreichend Sauerstoff beladen sind, entsteht ein Mangel in unseren Muskeln und Organen. Der Grund dafür ist, dass durch die beschleunigte Atemweise zu viel Kohlendioxid verloren geht. Der Sauerstoff bleibt an den roten Blutkörperchen »kleben«, weil nicht genügend Kohlendioxid vorhanden ist, um ihn davon zu lösen. Ohne ausreichende Sauerstoffzufuhr können Muskeln und Organe nicht so effektiv arbeiten, wie sie sollten. In der Folge verengen die Blutgefäße und die Durchblutung verschlechtert sich. Bereits wenige Minuten mit falscher Atmung reichen aus, um die Blutversorgung im gesamten

Körper, einschließlich des Gehirns, zu beeinträchtigen. In einer Studie nahm der Gefäßquerschnitt nur durch eine übermäßige Atmung bei einigen Teilnehmern um bis zu 50 Prozent ab. Dieser Zustand heißt Hypokapnie. Er bedeutet, dass die Kohlendioxidmenge in unserem Blut sinkt und die optimale Sauerstoffabgabe an unsere Zellen nicht mehr funktioniert.

Info

DEN KOHLENDIOXIDGEHALT BESTIMMEN

Der Atemanhaltetest ermöglicht eine indirekte Bestimmung des Kohlendioxidgehalts im Körper. Anhand der Dauer des Atemanhaltens kann der prozentuale Anteil in den Lungenbläschen und im arteriellen Blut abgeschätzt werden. Bei einem normalen Gasaustausch beträgt dieser Anteil etwa 5,3 Prozent. Durch Atemübungen kann der Kohlendioxidanteil auf bis zu 6,5 Prozent gesteigert werden, was zu einem erhöhten Energielevel führt. Aus der Atemanhaltedauer kann auf den Kohlendioxidanteil geschlossen werden:

- **60 Sekunden:** etwa 6,5 Prozent Kohlendioxid
- **50 Sekunden:** etwa 6,0 Prozent Kohlendioxid
- **40 Sekunden:** etwa 5,5 Prozent Kohlendioxid
- **30 Sekunden:** etwa 5 Prozent Kohlendioxid, das heißt, es wird 2-mal so viel geatmet wie nötig
- **20 Sekunden:** etwa 4,5 Prozent Kohlendioxid, das heißt, es wird 3-mal so viel geatmet wie nötig
- **10 Sekunden:** etwa 4 Prozent Kohlendioxid, das heißt, es wird 6-mal so viel geatmet wie nötig

Info

DIE EIGENE ÜBERATMUNG ABSCHÄTZEN

Mit dem Ergebnis des Atemanhaltetests können Sie mit einer einfachen Formel überschlägig berechnen, wie ausgeprägt Ihre übermäßige Atmung (Überatmung) ist: 60 Sekunden werden durch das erzielte Testergebnis geteilt. Das Ergebnis zeigt, um welchen Faktor die Überatmung im Vergleich zu Menschen mit guter Stressbewältigung und sportlicher Fitness erhöht ist.

Beispiel:

60 (Sekunden) ÷ 20 (Testergebnis) = 3 (Faktor der Überatmung)

Das bedeutet, die Atmung ist dreimal so hoch wie bei entspannten und fitten Menschen.

Zunächst bemerken wir den Kohlendioxidmangel nicht. Die Symptome sind unauffällig und schwer zuzuordnen. Selbst eine Sauerstoffsättigung im Blut von bis zu 99 Prozent sagt nichts über die Auswirkungen aus. Entscheidend ist die Abgabe von Sauerstoff aus den roten Blutkörperchen an die Zellen. Wenn die vorhandene Menge an Kohlendioxid nicht ausreicht, wird diese Abgabe beeinträchtigt. Alle Organe und Körpersysteme leiden unter dem gestörten Gasaustausch. Die Folgen für die körperliche und geistige Gesundheit sind erheblich. Forscher haben bereits über 30 Symptome und Erkrankungen identifiziert, die mit einer ungesunden Atemweise in Verbindung stehen. Experten schätzen: Etwa 50 bis 70 Prozent aller gesundheitlichen Beschwerden werden von einer übermäßigen Atmung begleitet oder sogar verursacht.

Bei Herzpatienten wurde beispielsweise festgestellt, dass die meisten zu intensiv atmen, teilweise zwei- bis dreimal zu viel. Viele Symptome von Patienten mit chronischer Herzinsuffizienz oder Herzinfarkt lassen sich auf die Atmung zurückführen. Dass sich Beschwerden über die Atmung auch wieder rückgängig machen lassen, zeigt, welchen Einfluss sie auf unsere Herzgesundheit hat und wie wichtig es ist, sich intensiv mit seiner Atmung zu beschäftigen.

WIEDER WENIGER ATMEN

Konsequente Nasenatmung ist der einfachste und schnellste Weg, um die Anzahl der Atemzüge zu verringern und die Tiefe bis in den Bauchraum zu erhöhen. Infolge von konsequenter Praxis passen sich die Atemrezeptoren an und beginnen, die Atemfrequenz zu verlangsamen. Die Nasenatmung ist auch der Wegbereiter für die Bauchatmung. Die Atemweise, bis in den Bauchraum zu atmen, gilt als die gesündeste Art zu atmen.

Vielleicht haben Sie es schon bei sich beobachtet, dass der Körper zur Nasen- und Bauchatmung wechselt, wenn er entspannt ist. Diese Atemweise sollten wir unserem Körper nicht vorenthalten und sie so häufig wie möglich anwenden. Denn sie ist die beste Voraussetzung für eine stabile Gesundheit.

An der Anatomie unserer Lungen können wir schon erkennen, dass wir die Bauchatmung überwiegend nutzen sollten. Die Lungenflügel sind im oberen Brustbereich schmal und erweitern sich nach unten. Zudem sind die unteren Lungenlappen stärker durchblutet als die oberen. Durch die Bauchatmung gelangt die Luft leichter in die unteren Bereiche der Lunge. Aber die Anatomie der Lunge zeigt auch, dass es nicht die Lunge ist, die die Bauchatmung möglich macht, sondern das Zwerchfell. Es ist der Hauptakteur bei der Atmung.

ATEMMEISTER ZWERCHFELL

Die Lunge selbst ist nicht in der Lage zu atmen, also ihre Belüftung auszulösen. Ihr elastisches Gewebe wird von der Atemmuskulatur »beamtet«. Im Ruhezustand übernimmt das Zwerchfell etwa 70 bis 80 Prozent der Atemleistung. Es gehört zu den stärksten Muskeln im Körper.

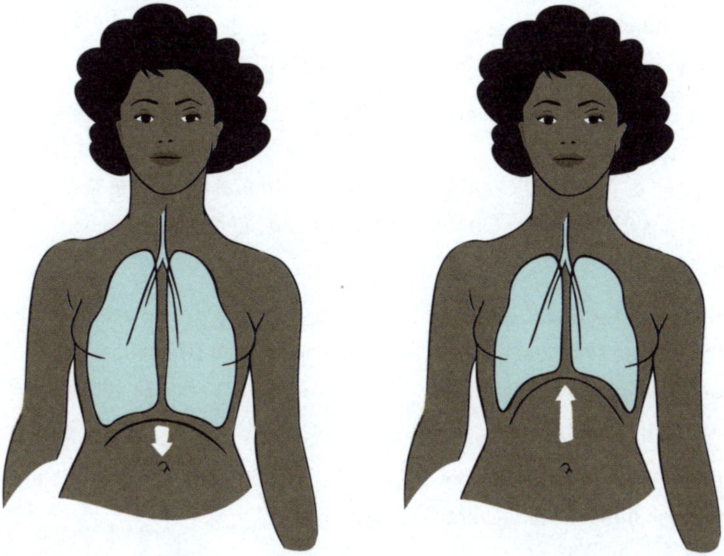

Einatmung **Ausatmung**

Das Zwerchfell ist eine kuppelförmige Muskelschicht, die drei bis fünf Millimeter dünn ist und den Bauchraum von der Brusthöhle trennt. Bei der Einatmung zieht sich das Zwerchfell zusammen, damit sich der Brustraum weitet. Entspannt es sich, kehrt die Lunge wieder in ihren Ausgangszustand zurück und die Luft entweicht. Das Ausatmen geschieht meist passiv, was normalerweise ausreicht.

Info

DAS ZWERCHFELL STÄRKEN

Für die erste Kontaktaufnahme und für die Stärkung dieses besonderen Muskels gibt es unterschiedliche Möglichkeiten.

MIT EINEM BAND: Schlingen Sie sich ein Band lose um die Taille und versuchen Sie, es nur über eine Einatmung, die bis tief in den Bauchraum hineinreicht, zu spannen. Verfolgen Sie ganz bewusst die Atmung. Durch das Spannen des Bandes wird die Wahrnehmung geschult.

MIT EINEM GEWICHT: Legen Sie sich auf den Rücken und stellen Sie die Füße etwa hüftbreit auf. Die angewinkelten Knie zeigen zur Decke. Legen Sie sich ein dickes Buch auf den Bauch und atmen Sie so, dass sich das Buch bei der Einatmung anhebt und bei der Ausatmung absenkt.

GEGEN DEN BODEN ATMEN: Legen Sie sich in Bauchlage flach auf den Boden. Die Arme nach Möglichkeit lang neben den Ohren ausstrecken. Bei der Einatmung sollte sich der Körper sichtbar anheben und bei der Ausatmung absenken.

Alternative: Den Oberkörper auf einen Tisch ablegen, die Füße haben Bodenkontakt (Beine eventuell anwinkeln).

UMKEHRATMUNG: Legen Sie sich auf den Rücken und stellen Sie die Füße etwa hüftbreit auf. Die angewinkelten Knie zeigen zur Decke. Die Arme liegen seitlich neben dem Körper. Für die Übung führen Sie die Arme lang gestreckt über den Kopf und heben gleichzeitig das Becken an. Optimal ist ein Winkel von 35 bis 45 Grad. Der Bauchinhalt fällt auf das Zwerchfell. Wenn Sie jetzt mit Nasen-Bauchatmung einatmen, müssen Sie den Bauchinhalt gegen die Schwerkraft nach oben drücken. Dadurch wird das Zwerchfell mehr belastet und trainiert.

Alternativen: Sollten Sie Schwierigkeiten haben, das Becken längere Zeit anzuheben, können Sie sich auch ein dickes Kissen, einen Stapel Bücher oder einen Yogaklotz unter das Gesäß schieben, um ein Gefälle zu bilden. Besonders sportliche Leser machen einen Handstand und atmen dabei durch die Nase.

BAUCHGURT: Das Atmen gegen einen elastischen Widerstand wie einen Bauchgurt schult die Aufmerksamkeit für eine gesunde Atemweise in Alltagssituationen. Das Zwerchfell wird gestärkt und einer Überatmung wird entgegengewirkt. Wichtig ist, dass es ein dehnbarer Bauchgurt ist, der nicht zu eng angelegt werden sollte. Die Tragezeit mit 10 Minuten beginnen und langsam verlängern. Nachts kann ein Bauchgurt zur Verbesserung der Schlafqualität beitragen und gegen Schnarchen helfen.

DIE ATMUNG LENKEN: Wenn Sie Ihre Atmung hauptsächlich im oberen Brustbereich wahrnehmen, können Sie den Atemfluss durch bestimmte Haltungen gezielt nach unten verlagern. Eine einfache Übung ist, sich mit überkreuzten Armen selbst zu umarmen und dabei die Schulterblätter so weit wie möglich zu umschließen. Das Gewicht der Arme erschwert die Brustatmung und fördert die Zwerchfellatmung. Dabei spüren Sie die Atembewegung deutlich im Bauch, oberhalb des Bauchnabels. Einen ähnlichen Effekt erzielen Sie, wenn Sie die Arme hinter dem Rücken verschränken oder seitlich über den Kopf heben. Wichtig ist, dass die Schultern bei allen Haltungen entspannt bleiben.

MIT EINEM KAZOO: Etwas leichter und unterhaltsamer ist die Nutzung eines Kazoos. Das kleine Membranofon weckt bestimmt bei vielen Kindheitserinnerungen. Nicht mit Blasen, sondern nur mit Ansingen oder Ansprechen beginnt die Membran zu schwingen. Auch hier heißt es, so lange wie möglich mit einem Atemzug durchzuhalten.

Die Leistungsfähigkeit der Lunge hängt vom Zustand des Zwerchfells ab. Es bestimmt, ob die Luft nur in den Brustkorb oder bis in den Bauchraum geatmet wird. Das Zwerchfell kann bis zu 10 Zentimeter nach oben und unten schwingen. Leider nutzen die meisten Erwachsenen den Bewegungsspielraum des Zwerchfells für ihre Atmung nur in geringem Umfang aus. Nachteilig ist die vermehrte Atmung durch den Mund, aber auch Bauchfett verringert den Bewegungsumfang des Zwerchfells. Dies wirkt sich nicht nur auf die Atemkapazität aus, sondern auf den gesamten Körper.
Der Druck, den das Zwerchfell auf die Lunge ausübt, bestimmt Stärke und Geschwindigkeit des Blutkreislaufs und damit den Transport von Sauerstoff und Abfallstoffen. Die Zwerchfell- beziehungsweise Bauchatmung verbessert die Durchblutung im gesamten Körper und sorgt für ein ausgewogenes Verhältnis von Sauerstoff und Kohlendioxid. Die Muskeln und Organe erhalten dadurch mehr Sauerstoff, da ausreichend Kohlendioxid für den Gasaustausch vorhanden ist.
Die wohltuende Wirkung der Bauchatmung ist auch auf die anatomische Nähe des Zwerchfells zum Erholungsnerv Vagus zurückzuführen. Er und die Speiseröhre passieren das Zwerchfell durch eine gemeinsame Öffnung. Eine bewusste Bauchatmung kann den Cortisolspiegel unmittelbar senken. Die negativen körperlichen Stressreaktionen werden reduziert. Die Atemfrequenz wird auf natürliche Weise gesenkt, es kommt zu einer Steigerung der Herzratenvariabilität. Die Stressresistenz wird nachweislich durch die Zwerchfellatmung verbessert.
Eine Kräftigung des Zwerchfells macht die Lunge nicht nur dehnbarer, sondern entlastet zusätzlich das Herz-Kreislauf-System. Das Herz liegt direkt über dem Zwerchfell. Über Faszien sind sie miteinander verbunden. Jede Bewegung des Zwerchfells unterstützt gleichzeitig auch das Herz. Ein kräftiges Zwerchfell bedeutet also auch, das Herz muss weniger arbeiten. Kreislaufprobleme können auf diese Weise wieder abgemildert werden.

Selbstverständlich kann man über den Mund bis in den Bauch atmen, aber man muss es bewusst immer wieder tun und die Wirkung fällt viel geringer aus. Das hat einen guten Grund: Das Zwerchfell kann sich etwa 1000-mal in der Stunde zusammenziehen und entspannen. Diese Taktung ist nur möglich, wenn sie von allein geschieht. Die Steuerung des Zwerchfells wird deshalb vom vegetativen Nervensystem übernommen. Deshalb können wir das Zwerchfell auch nicht direkt wie unseren Bizeps trainieren. Lediglich über die Atmung können wir darauf Einfluss nehmen. Ein gut trainiertes, dickes Zwerchfell steht für eine kräftige Atemmuskulatur. Vor allem bei körperlicher Leistung zeigt sich, wie fit unsere Atemmuskulatur ist.

OHNE DRUCK DIE ATMUNG UMSTELLEN

Eine langfristige Umstellung ist nur mit viel Übung möglich. Musste unser Körper mit unseren schlechten Atemgewohnheiten lange Zeit zurechtkommen, hat er sich an diese angepasst. Er ist Kompromisse eingegangen und hat die Abweichung vom Normbereich kompensiert. Unser Körper hält an diesem Zustand fest, solange er noch die Reserven zum Weitermachen hat. Für gewohnte Abläufe braucht er weniger Energie, weil sie automatisch ablaufen. Selbst wenn unser Körper zunehmend gegen sich selbst arbeitet, behält er die Gewohnheiten bei. Unser Körper ist ein konservatives System, das nur mit Ausdauer und Beharrlichkeit zu Veränderungen bewegt werden kann. Wenn wir etwas ändern wollen, benötigen wir Ausdauer und Beharrlichkeit. Neue Abläufe müssen immer wieder geübt werden, bis der Körper sie dauerhaft übernimmt.

Entspannung ist der Schlüssel für Veränderungen. Bei der Atmung ist ruhiges Vorgehen besonders wichtig. Setzen Sie sich nicht unter Druck, denn das erhöht die Atemfrequenz, genau wie körperliche Aktivität. Es wäre ein Fehler, sich von Anfang an an bestimmte Vorga-

Info

MIT GEDICHTEN DIE ATMUNG VERLANGSAMEN

Ob Buddhismus, Taoismus oder Christentum, in vielen Kulturen und Religionen haben Gebete seit Jahrhunderten einen Sprechrhythmus, der zu einer Verlangsamung der Atemfrequenz führt. Das bekannteste buddhistische Mantra »Om mani padme hum« zum Beispiel wirkt erwiesenermaßen genauso wie das katholische Rosenkranzgebet.

In einer Studie wurde beim Rezitieren von Gedichten und Mantras die Atemfrequenz bei den Teilnehmern gemessen. Bei der Auswertung zeigte sich eine nahezu gleiche Wirkung. Bei allen Teilnehmern reduzierte sich die Atmung auf durchschnittlich sechs Atemzüge pro Minute.

Sechs Atemzüge pro Minute sind sozusagen ein »gesundes« Maß, denn dann können alle Organe optimal arbeiten. Das fördert wiederum die Entspannungs- und Erholungsfähigkeit im Körper – eine wohltuende Wirkung, die sich auch mit Gedichten erzielen lässt. Entscheidend ist ihr Rhythmus, der vor allem durch das Metrum bestimmt wird – also in welchem Sprechmuster sich betonte und unbetonte Silben abwechseln. Beim sogenannten Hexameter wechseln sich kurze und lange Silben ab, was auch zu einem Zusammenspiel von Atmung und Ruhepulsschwankungen führt. Wenn Sie es ausprobieren möchten: Homers »Ilias« und seine »Odyssee« setzen ebenso auf dieses Sechser-Versmaß wie Johann-Wolfgang Goethes »Reineke Fuchs«.

Allerdings ist viel Geduld nötig, wenn man seine Atmung nur über Meditationen oder das Aufsagen von Gebeten und Gedichten langsam herunterregulieren möchte. In der heutigen Zeit des Überflusses und der Hektik ist das Sprechen eines Gebets oder Mantras jedoch auch ein gutes Mittel zur Rückbesinnung auf das Wesentliche.

ben zu halten. Das Zählen der Atemzüge pro Minute oder das Stoppen der Zeit, wie lange ein- und ausgeatmet wird, ist nicht nur schädlich, sondern auch unnötig.

Eine besonders langsame und tiefe Atmung führt nicht zu einer dauerhaften Reduzierung der Atemzüge. Die Atemrezeptoren senken die Frequenz nur, wenn weniger Luft ein- und ausgeatmet wird.

Das ist der einzige Weg, das Atemmuster nachhaltig zu verändern.

Die Atemzüge werden kleiner und flacher, und ihre Häufigkeit nimmt ab. Die Atemrezeptoren im Körper gewöhnen sich an den höheren Kohlendioxidgehalt im Blut und versuchen nicht mehr, das überschüssige Kohlendioxid loszuwerden.

Sobald sich die Atemfrequenz pro Minute dem Normalbereich nähert, verbessert sich automatisch der Wert aus dem Atemanhaltetest.

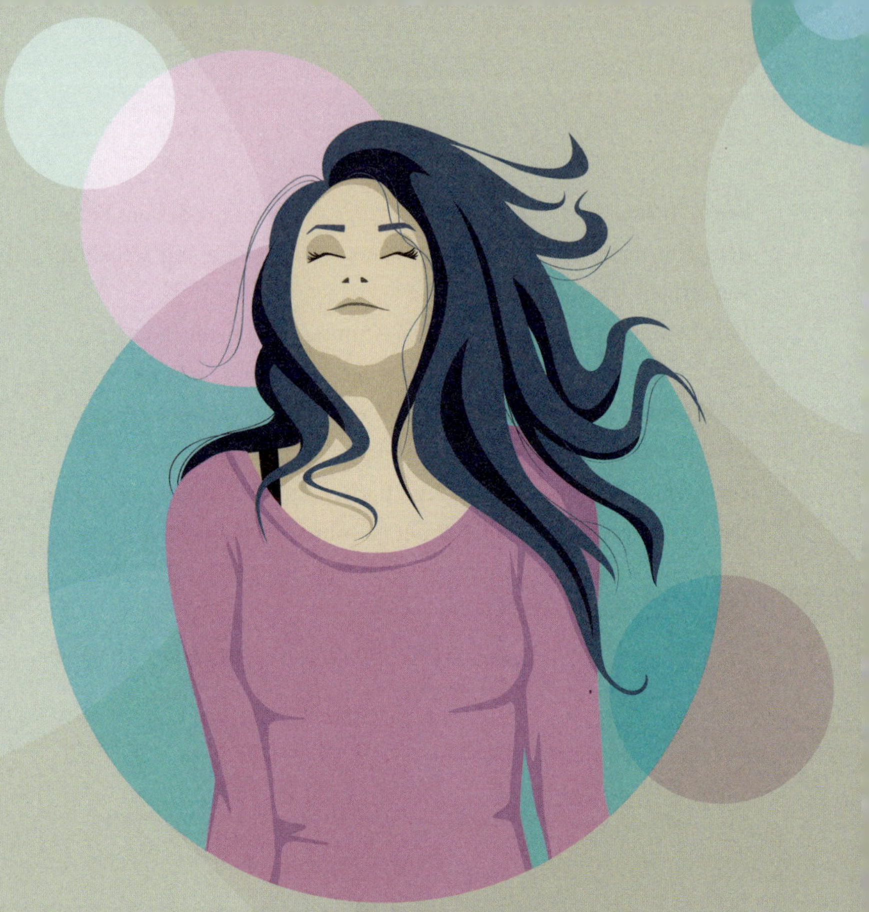

6 Wie richtige Atmung geht

Wir können durch den Mund oder durch die Nase atmen. Wer weniger Stress und mehr Gelassenheit haben möchte, sollte möglichst immer durch die Nase atmen.

Wir atmen ein, wir atmen aus – so weit, so gut. Weil es von ganz allein geschieht, macht es erst mal keinen Unterschied, ob bevorzugt der Mund oder die Nase zum Einsatz kommt oder ob in den Bauch oder in die Brust geatmet wird. Viele Menschen wissen nicht, ob sie im Alltag vermehrt durch den Mund oder die Nase atmen, weil ihr Körper an die gewohnte Atmung angepasst ist. So wie sie atmen, fühlt es sich für sie normal an. Ein Wechsel wird als unangenehm empfunden. Vor allem, wenn überwiegend durch den Mund geatmet wird, fühlt sich das plötzliche Atmen durch die Nase zunächst eher beschwerlich an.

DIE WIRKUNG DER MUNDATMUNG

Jeder Mensch hat also seine eigenen Atemgewohnheiten. Aber nur weil die persönliche Atemweise als normal empfunden wird, bedeutet dies noch lange nicht, dass sie auch gut für den Körper ist. Für den Körper stellt es nämlich durchaus einen großen Unterschied dar, ob durch den Mund oder die Nase geatmet wird. Wenn wir durch den Mund atmen, gelangt die Atemluft nicht bis in die unteren Bereiche der Lunge. Das Zwerchfell kommt weniger zum Einsatz, die Atemluft weicht in den Brustraum aus. Weil die Brustatmung weniger effizient als die Bauch- oder Zwerchfellatmung ist, wird häufiger, also mit einer höheren Atemfrequenz geatmet. Außerdem kann über den Mund mehr Luft ein- und ausgeatmet werden, als nötig ist, was den Gasaustausch von Sauerstoff und Kohlendioxid beeinflusst.

Aus dem letzten Kapitel wissen Sie bereits, dass es einerseits keinerlei Vorteile für den Organismus hat, mehr Sauerstoff als nötig einzuatmen, und es andererseits langfristig mit negativen Folgen verbunden ist, größere Menge Kohlendioxid auszuatmen. Jetzt kennen Sie die Ursache: die vermehrte Mundatmung.

Wenn wir zu lange am Schreibtisch sitzen, merken wir das irgendwann, weil uns meistens der Rücken wehtut. Wir recken und strecken uns, um die verspannten Muskeln zu lockern. Das Verhängnisvolle bei unserer Atemweise ist, dass wir ständig falsch atmen können, ohne es zu bemerken. Es gibt keine unmittelbaren Anzeichen oder Symptome, die uns auffordern, die Atemweise zu ändern. Weil unser Leben von der Atmung abhängt und wir uns deshalb nicht anstrengen müssen, um zu atmen, gelten andere Regeln. Das Atemzentrum übernimmt alle Anpassungen, egal, ob sie langfristig gut oder schlecht sind.

STRESS VERÄNDERT DIE ATMUNG

Das Atemzentrum reagiert auf alles, was wir erleben. Wenn wir Belastungen ausgesetzt sind, also Stress haben, atmen wir vermehrt durch den Mund als durch die Nase. Selbst bei ansonsten konsequenter Nasenatmung wechseln wir bei Anspannung zur Mundatmung und atmen damit automatisch öfter. Ein Blick in die Vergangenheit erklärt, warum dieser Wechsel geschieht und sinnvoll ist. Unsere Vorfahren wechselten in bedrohlichen Situationen, wenn sie für Kampf oder Flucht mehr Luft und Energie benötigten, von der Nasenatmung zur Mundatmung. So konnten sie den erhöhten Sauerstoffverbrauch ihrer Muskeln decken. Das Gehirn macht keinen Unterschied zwischen dem berüchtigten Säbelzahntiger und den Herausforderungen von heute. Die körperliche Reaktion auf eine Belastungssituation hat sich nicht geändert. Um Leben und Tod geht es dagegen nur noch sehr selten. Der natürliche Leistungsschub wird für geistige oder emotionale Anstrengungen benötigt. Weil unser Büroalltag und viele Freizeitaktivitäten zu keinen müden Muskeln führen, die uns an Erholungspausen erinnern, müssen wir selbst bemerken, wann unsere Kraftreserven aufgebraucht sind und unser Körper Erholung braucht. Denn daran hat sich seit der Steinzeit nichts geändert: Auf Anspannung muss immer noch Entspannung folgen, um das Gleichgewicht der Wirkung von Sympathikus und Parasympathikus wiederherzustellen.

An der Art und Weise, wie wir atmen, lässt sich am einfachsten erkennen, wie entspannt oder gestresst unser Körper ist. Die Atemweise durch den Mund ist eine reine Stressatmung – falls es nicht eine unnötige Angewohnheit ist. Schon nach ein paar Atemzügen schlägt das Herz schneller. Wird über einen längeren Zeitraum durch den Mund geatmet, passt sich das Atemzentrum an den Zustand an.
Es erhöht die Atemfrequenz dauerhaft. Das Herz unterliegt dem Einfluss der Atmung und übernimmt ebenfalls die höhere Schlagzahl. Das beste Gegenmittel ist dann eine bewusste Nasenatmung. Sie wirkt regulierend auf Atmung und Herzschlag.

NASENATMUNG IST DIE BESSERE WAHL

Bei der Frage, ob Mund- oder Nasenatmung die bessere Wahl ist, gibt es nur eine Antwort: Nasenatmung. Die Mundatmung ist evolutionär nur für besondere Situationen vorgesehen. Die natürlichste und richtige Art zu atmen ist durch die Nase. Nur tun es viele Menschen nicht mehr, weil sie es verlernt haben. Für unsere Nase gilt das Gleiche wie für unsere Muskeln: »Use it or lose it.« Das Gewebe von Zunge, Rachen und Nasennebenhöhlen bleibt nur straff, geschmeidig und offen, wenn die Nase im Betrieb ist. Wenden wir die Nasenatmung nicht an, empfinden wir sie zunehmend als unangenehm und vermeiden sie letztendlich.
Wenn wir auf die Welt kommen, machen wir noch alles richtig. Babys können erst ab dem 3. Monat überhaupt durch den Mund atmen, vorher atmen sie konsequent und mühelos durch die Nase. Was uns von der gesunden Atemweise abbringt, sind unsere Lebensumstände. Bei vielen Menschen findet der Wechsel von der Nasen- zur Mundatmung bereits in der Kindheit statt. Es wird kürzer und weniger gestillt. Das Wechselspiel von Saugen und Schlucken beansprucht einen Großteil der Gesichts- und Zungenmuskulatur. Dieser Kraftakt

Info

WARUM SICH NASENATMUNG LOHNT

Wenn Sie durch die Nase atmen, kann der Körper die Luft perfekt aufnehmen, aber das sind noch nicht alle Vorteile.

- Ist die eingeatmete Luft kühl, wird sie auf Körpertemperatur erwärmt. Trockene und heiße Atemluft wird befeuchtet und abgekühlt.
- Staub- und Schmutzteilchen sowie große Mengen an Viren und Bakterien werden in der Nase aus der Atemluft entfernt.
- Der erhöhte Atemwiderstand in der Nase hilft, die richtige Luftmenge einzuatmen.
- Durch die verlangsamte Atmung haben die Lungen mehr Zeit, Sauerstoff aufzunehmen und den Körper effizienter zu versorgen. Außerdem wird weniger Sauerstoff wieder ausgeatmet.
- Die Nasenatmung ermöglicht einen optimalen Gasaustausch. Der pH-Wert bleibt dabei im Gleichgewicht.
- Eine Atmung durch die Nase führt zu einer höheren Sauerstoffnutzung. Dem Körper steht mehr Sauerstoff zur Energiegewinnung zur Verfügung.
- In der Nase wird Stickstoffmonoxid zum Schutz der Gefäße freigesetzt. Es glättet ihre Innenwände und macht sie elastischer.
- Durch die Freisetzung von Stickstoffmonoxid verbessert sich zudem die Durchblutung im gesamten Körper. Das Herz muss weniger arbeiten. Die Herzfrequenz und der Blutdruck sinken.
- Während sportlicher Aktivität bleibt man bei konsequenter Nasenatmung im aeroben Belastungsbereich. Das schützt vor Überlastung und Muskelkater.
- Die Position der Zunge bei der Nasenatmung wirkt sich auf die Körperhaltung aus: Die Muskeln im Hals- und Nackenbereich werden indirekt gestärkt.

trainiert die Muskulatur und ermöglicht langfristig ein harmonisches Zusammenspiel der Muskelgruppen. Das Kieferwachstum wird durch die Beanspruchung mitangeregt. Außerdem fördert Stillen auch die natürliche Gewöhnung an die Nasenatmung. Denn für den Kraftaufwand beim Saugen und Schlucken braucht es tiefe und lange Atemzüge. Beim Füttern mit der Flasche entfaltet sich dieser Einfluss auf die Entwicklung nur bedingt. Zudem wählen Eltern oft Saugaufsätze mit zu großen Öffnungen oder vergrößern diese, um die Nahrungsaufnahme zu beschleunigen. Sie wird zwar erleichtert, aber der notwendige Kraftaufwand für die Entwicklung bleibt aus. Die Unterforderung der Zungen- und Kaumuskulatur setzt sich später fort, wenn Kleinkinder überwiegend weiche Lebensmittel zum Essen und selten Hartes zum Kauen bekommen. Schiefe Zähne, weniger gut ausgebildete Atemwege sowie die Neigung zur Schlafapnoe können die Folgen sein. Später können es Atemwegsinfekte sein, die die Mundatmung zur Gewohnheit werden lassen – oder nun mal Stress ohne Erholungspausen. Dann ist es wieder das Atemzentrum, das eigenständig die Anpassungen vornimmt, wenn wir für keinen Ausgleich sorgen.

ERFOLGSFAKTOR STICKSTOFFMONOXID

Eine möglichst ständige Nasenatmung hilft uns, das richtige Maß für die Aufnahme von Sauerstoff und die Abgabe von Kohlendioxid zu erreichen. Dafür setzt die Nase dem Atemstrom einen Widerstand entgegen. Er ist 50 Prozent größer als bei der Mundatmung und führt zu einer Verlangsamung der Atemweise. Deshalb empfinden viele Menschen die Umstellung auf Nasenatmung anfangs als unangenehm. Sie haben das Gefühl, durch die Nase nicht ausreichend Luft einatmen zu können. Tatsächlich ist die Sauerstoffaufnahme durch die Nase jedoch 10 bis 20 Prozent höher als durch den Mund. Der Atemwiderstand trainiert die Atemmuskulatur und führt zu einem größeren

Lungenvolumen. Der Sauerstoff kann durch die Verlangsamung der Atemweise besser von der Lunge ins Blut übertreten, außerdem wird weniger Sauerstoff wieder ausgeatmet. Ein weiterer Grund für die erhöhte Aufnahme ist noch ein Gas: Stickstoffmonoxid (NO).

Der Name Stickstoffmonoxid mag bei Ihnen möglicherweise Besorgnis auslösen, da Sie das Gas eher mit Autoabgasen, Smog und saurem Regen in Verbindung bringen und nicht als förderlich für Ihre Atmung kennen. In den 1980er-Jahren entdeckten amerikanische Kreislaufspezialisten, dass auch im menschlichen Körper Stickstoffmonoxid gebildet wird. Diese Entdeckung trug wesentlich zum Verständnis der Blutdruckregulierung bei und wurde 1998 mit dem Nobelpreis für Physiologie und Medizin gewürdigt.

Unter dem Einfluss von Stickstoffmonoxid weiten sich die Blutgefäße. Die Durchblutung verbessert sich, der Druck auf die Gefäße lässt nach, der Blutdruck sinkt. Diese Wirkung wird auch von Medikamenten genutzt. In den sogenannten Nitrosprays löst Stickstoffmonoxid mit einem Sprühhub unter die Zunge innerhalb von Sekunden die schmerzhafte Verengung der Herzkranzgefäße. Die gefäßerweiternde Wirkung des Stickstoffmonoxids nutzt ebenfalls die »blaue Potenzpille« Viagra, nur mit mehr Nebenwirkungen.

Stickstoffmonoxid ist das Erfolgsgeheimnis der Nasenatmung. Das Gas wird beim Einatmen durch die Nase in den Nasennebenhöhlen freigesetzt. Seine Bildung ist hier 100-mal höher als in den tieferen Atemwegen. Bei der Atmung über den Mund wird kein Stickstoffmonoxid gebildet und auch das in der Nase freigesetzte Gas kann nicht zur Wirkung kommen.

Über den Luftstrom gelangt das Stickstoffmonoxid zu den unteren Atemwegen und in die Lunge. Auf seinem Weg macht es die Flimmerhärchen beweglicher und sorgt so für einen schnellen Abtransport von Staub, Schmutz und Erregern. Es reinigt unsere Atemluft und ist deshalb die beste Vorsorge für die Erkältungszeit. In den Lungen ist

Info

MEHR STICKSTOFFMONOXID

Stickstoffmonoxid gehört zu den wichtigen Botenstoffen im Körper. Es schützt die Gefäße, hilft beim Lernen und Männern beim Sex. Summen und ein paar Lebensmittel fördern seine Bildung.

Ein einfaches Summen erhöht die Konzentration von Stickstoffmonoxid (NO) in unserem Körper um das 5- bis 7-Fache im Vergleich zu einer normalen Ausatmung, ergab eine schwedische Studie. Daher ist es nicht verwunderlich, dass Summen seit Jahrhunderten ein fester Bestandteil von Meditationstechniken ist.

Eine andere Studie hat sich mit der Wirkung von Schokolade auf unseren Körper beschäftigt. Die Forscher untersuchten, wie sich der Verzehr von dunkler und weißer Schokolade auf den Blutdruck auswirkt. Zu einer Absenkung kam es nur bei den Teilnehmern, die jeden Tag zwischen 20 und 22 Uhr Bitterschokolade aßen. Das Körpergewicht veränderte sich nicht. Die schlechte Nachricht für Schokofans: Es reichen bereits 6 Gramm pro Tag für eine gesundheitsfördernde Wirkung.

Es gibt noch weitere Lebensmittel, die man als NO-Booster bezeichnen kann. Nitratreiche Lebensmittel, wie beispielsweise Spinat, Rüben, Rucola, Karotten oder Sellerie, sind ebenfalls effektive NO-Verstärker. Rote Bete erhält in dieser Liste den Spitzenplatz: Ein halber Liter Rote-Bete-Saft täglich senkt den Blutdruck und schützt die Gefäße. Eine geschmackliche Herausforderung – aber ein nachgewiesener Effekt.

Stickstoffmonoxid für die gleichmäßige Durchblutung zuständig. Es weitet die Blutgefäße und fördert den Gasaustausch in den Lungenbläschen. So kann mehr Sauerstoff ins Blut aufgenommen werden.

DIE KORREKTE KÖRPERHALTUNG

Bei der Umstellung auf Nasenatmung ist es ähnlich wie beim Sport: Regelmäßiges Training und die korrekte Ausführung sind wichtig und machen es leichter. Schauen wir uns zuerst die richtige Mund- und Zungenhaltung für die Nasenatmung an. Die Lippen verschließen entspannt den Mund. Die oberen und unteren Zähne können bei geschlossenem Mund leichten Kontakt haben. Die Zungenspitze befindet sich hinter den oberen Schneidezähnen und berührt diese nicht. Sie erstreckt sich entlang des Gaumens.
Noch ein paar Worte zur korrekten Kopfhaltung: Viele Menschen mit überwiegender Mundatmung haben eine vorbeugte Kopfhaltung. Bei ihnen hat die Mundatmung zu Veränderungen der Gesichtsmuskulatur und der Position der Kiefer geführt. Sie versuchen so, den Luftstrom durch Mundatmung zu vergrößern. Die schlechte Körperhaltung schränkt den Bewegungsspielraum des Zwerchfells ein und verstärkt die Brustatmung. Bei der normalen, selbstständigen Atmung sollte der Nacken lang bleiben und nicht nach vorne gebeugt sein. Den Kopf also in gerader Stellung halten und das Kinn leicht nach hinten schieben, sodass ein rechter Winkel zum Hals entsteht.

TRAINING FÜR GAUMEN UND ZUNGE

Der Wechsel zur Nasenatmung erfordert wie gesagt Geduld und Durchhaltevermögen. Wie bei vielen Themen im Leben zahlt sich Regelmäßigkeit aus, denn auch hier macht Übung den Meister.

Eine schwache Rückenmuskulatur braucht regelmäßiges Training für eine Stärkung. Genauso verhält sich es bei den Kau- und Gesichtsmuskeln. Sie lassen sich nicht von heute auf morgen kräftigen.
Die Zunge muss stark genug sein, um an ihrer richtigen Position zu bleiben. Eine effektive und kostengünstige Methode ist das ausdauernde Kauen von harten, natürlichen Lebensmitteln wie Brot mit harter Kruste, getrocknetem Fleisch oder Süßholzwurzeln. Eine weitere Möglichkeit für ein Kautraining sind zuckerfreie Kaugummis mit einer härteren Konsistenz. Durch den Kauprozess werden die Muskeln stärker beansprucht, was sich auch positiv auf den Oberkieferknochen auswirkt. Bitte nicht vergessen: Beim Kauen immer den Mund geschlossen halten und durch die Nase Luft holen.

LEICHTER LUFT BEKOMMEN

Viele Menschen haben aus persönlicher Erfahrung Bedenken oder sogar Angst, dass sie nicht genug Luft bekommen, wenn sie durch die Nase atmen. Ängste verursachen Stress und wären deshalb keine gute Voraussetzung für eine Umstellung. Neben der Stärkung von Zunge, Kau- und Gesichtsmuskulatur ist in diesen Fällen ein zusätzliches Training der Atemmuskulatur sinnvoll. Denn die Atemweise durch den Mund führt auch zu einer Schwächung der Atemmuskulatur. Neben der Stärkung des Zwerchfells (siehe Seite 72) kann mit der Lippenbremse oder mit sogenannten Atemmuskeltrainern die Atemweise durch die Nase erleichtert werden.
Die Lippenbremse wird normalerweise Menschen mit Lungenproblemen empfohlen, die immer wieder unter akuter Atemnot leiden. Was im Notfall hilft, kann auch als Übung angewendet werden. Über die Nase wird sanft eingeatmet und über die leicht geschlossenen Lippen langsam wieder ausgeatmet. Wichtig ist, so langsam wie möglich auszuatmen, ohne zu pressen.

Mit einem Atemmuskeltrainer lässt sich ein ähnlicher Effekt erzielen. Er erzeugt einen Widerstand bei der Einatmung, was die Atemarbeit steigert. Die Wirkung auf die Atemmuskulatur ist vergleichbar mit einem Krafttraining, wie Sie es aus dem Fitnessstudio kennen. Auch wenn Atemtrainer meist nur über die Mundatmung funktionieren, erleichtern sie die Umstellung auf Nasenatmung. Beim Training sollten Sie so entspannt wie möglich durch den Mund einatmen und durch die Nase ausatmen. Der Atemwiderstand sollte so eingestellt werden, dass Sie etwa 6 bis 12 Atemzüge pro Minute nicht überschreiten. Beginnen Sie dreimal täglich mit 2 Minuten und steigern sie die Dauer langsam auf 5 bis 10 Minuten.

DIE UMSTELLUNG AUF NASENATMUNG

Wenn Sie in Ihrem Alltag viel und oft durch den Mund geatmet haben, wird es eine Weile dauern, bis die Nasenatmung zur Selbstverständlichkeit wird. Die eigenen Gewohnheiten zu ändern, dauert zwischen 21 und 66 Tagen. Das sind die Mittelwerte aus verschiedenen Studien. Einige Studienteilnehmer waren schneller, andere langsamer. Die Dauer variiert von Mensch zu Mensch, weil individuelle Umstände eine Rolle spielen.

Es ist unvermeidlich, dass Sie sich bei der Umstellung auf Nasenatmung immer wieder dabei ertappen, wie Sie durch den Mund atmen. Besonders in stressigen Situationen kann es passieren. Aber sehen Sie das nicht als Rückschlag, sondern als Fortschritt. Denn das Bewusstsein für den Wechsel ist bereits ein großer Schritt in die richtige Richtung. Druck und Hast sind beim Wechsel zur Nasenatmung fehl am Platz. Sie könnten dazu führen, dass Sie zu schnell aufgeben und sich ein weiterer Stressfaktor ergibt. Auch radikale Veränderungen im Alltag oder abrupte Gewohnheitsänderungen sind nicht der richtige Weg zur Nasenatmung. Sie sind schwer durchzuhalten. Stattdessen sollten Sie

Info

TIPPS FÜR MEHR NASENATMUNG

Mit einigen einfachen Tricks kann die Nasenatmung gefördert und die Mundatmung vermieden werden.

- **ERINNERUNGSHILFEN:** Bitten Sie Ihre Liebsten, Sie regelmäßig an die Nasenatmung zu erinnern. Oder nutzen Sie kleine Notizen an häufig verwendeten Gegenständen als Erinnerung. Ein Wecker, der Sie dazu auffordert, Ihre Atmung zu bestimmten Zeiten zu überprüfen, kann ebenfalls hilfreich sein.
- **WARTEZEITEN NUTZEN:** Die Minuten, die Sie an roten Ampeln, in Supermarktschlangen, in Telefonwarteschleifen oder bei verspäteten Terminen verbringen, sind perfekt für ein zusätzliches Atemtraining.
- **MUNDATMUNG BLOCKIEREN:** Sie könnten Ihren Mund mit einem Pflaster verschließen. Ob mit einem Streifen quer über den Mund oder senkrecht über den Lippen, ist von persönlichem Empfinden abhängig. Während des Tages ist es wahrscheinlich angenehmer, einen Zahnstocher oder einen Stift zwischen die Lippen zu nehmen. Achten Sie dabei darauf, die richtige Zungenposition beizubehalten.
- **STRICHLISTE FÜHREN:** Jeder Gedanke an die Nasenatmung, jedes Training und jede Kontrolle mit einem positiven Ergebnis wird in einer Liste vermerkt. Nach einer Woche können Sie die Tagesergebnisse vergleichen. Sie werden angenehm überrascht sein, wie sich die Trainingshäufigkeit automatisch erhöht hat.
- **RÜCKENLAGE BEIM LIEGEN VERHINDERN:** Sie können die Nacht mit einem Rucksack auf dem Rücken verbringen. Es ist effektiv, aber nicht bequem. Angenehmer ist ein Schal, der um die Brust geschlungen und am Rücken ein- oder zweimal verknotet wird.

mit kleinen, leicht umsetzbaren Schritten beginnen. Kleine Erfolge motivieren, dranzubleiben und weiterzumachen. Kurze und regelmäßige Trainingseinheiten lassen sich zudem einfacher in den Alltag integrieren und erzielen eine bessere Wirkung als lange und unregelmäßige. Mit Wiederholungen gelingt die Umgewöhnung viel schneller. Am Anfang reicht es beispielsweise, wenn Sie das Atemtraining im Praxisteil (ab Seite 133) ausführen und Ihre Atmung im Alltag beobachten. Vielleicht gibt es Situationen, in denen Sie bereits durch die Nase atmen. Die meisten Menschen mit bevorzugter Mundatmung wechseln beispielsweise im entspannten Zustand noch zur Nasenatmung. Dann gilt es, diese Zeitspanne als Erstes auszubauen. Sobald die Nasenatmung mühelos und ohne bewusste Konzentration von selbst erfolgt, können Sie nebenbei leichte Tätigkeiten ausführen und zum Beispiel lesen oder Musik hören. Aber Vorsicht, Fernsehen gehört nicht dazu. Es erhöht eher die Atemfrequenz und lenkt ab. Und vergessen Sie nicht, zwischendurch zu überprüfen, ob Sie immer noch durch die Nase atmen.

Fühlt sich die Nasenatmung vertrauter an, sollte sie in weiteren alltäglichen Situationen angewandt werden. Wählen Sie bewusst verschiedene Übungssituationen, vielleicht beim Abwasch, beim Kaffeekochen, beim Warten auf den Bus oder an jeder roten Ampel. Je öfter Sie bewusst durch die Nase atmen, desto schneller wird es zur Gewohnheit – und schließlich wird es zur Normalität, über die Sie nicht mehr nachdenken müssen.

BESSER SCHLAFEN MIT NASENATMUNG

Während des Schlafs schaltet der Körper fast alle Wahrnehmungsfunktionen ab. Wir können daher währenddessen nicht bewusst steuern, wie wir atmen. Doch die Art, wie wir atmen, hat direkte Auswirkungen auf unsere Gesundheit und unser Wohlbefinden. Mund-

atmung kann zu einer Reihe von Problemen führen, darunter getrübte Stimmung, Energiemangel, Schnarchen und Mundtrockenheit.
Es macht keinen Unterschied, ob wir nur zeitweise oder durchgehend durch den Mund atmen.
Für einen guten Schlaf und eine freie Nasenatmung sollten Sie sich als Erstes abgewöhnen, auf dem Rücken zu schlafen. Die Rückenlage fördert die Mundatmung, da es in dieser Position schwieriger ist, konsequent durch die Nase zu atmen. Zwar erhöht die Mundatmung das Atemvolumen, doch gleichzeitig verschlechtert sie die Sauerstoffversorgung im Körper. In der Rückenlage können zudem Zunge und weicher Gaumen leichter nach hinten fallen und die Atemwege verengen. Die Folgen sind Schnarchen und Atemaussetzer, die größten Energieräuber.
Unabhängig von der Schlafposition stellt aber nur ein wirklich geschlossener Mund sicher, dass ausschließlich durch die Nase geatmet wird. Da wir im Schlaf nicht bewusst zur Nasenatmung wechseln können, sind drastische Maßnahmen erforderlich.
Ein Pflaster über dem Mund oder ein Anti-Schnarch-Kinnriemen können helfen. Zugegeben, diese Maßnahmen sind gewöhnungsbedürftig und können den Schlaf vorübergehend beeinträchtigen. Doch die positiven Effekte, die nach relativ kurzer Zeit eintreten, sprechen für sich.
Nach etwa drei Monaten werden Sie feststellen, dass Sie auch nachts durch die Nase atmen. Und Sie werden den Unterschied spüren, wenn Sie nach einer Nacht mit durchgehender Nasenatmung morgens frisch und erholt in den Tag starten.

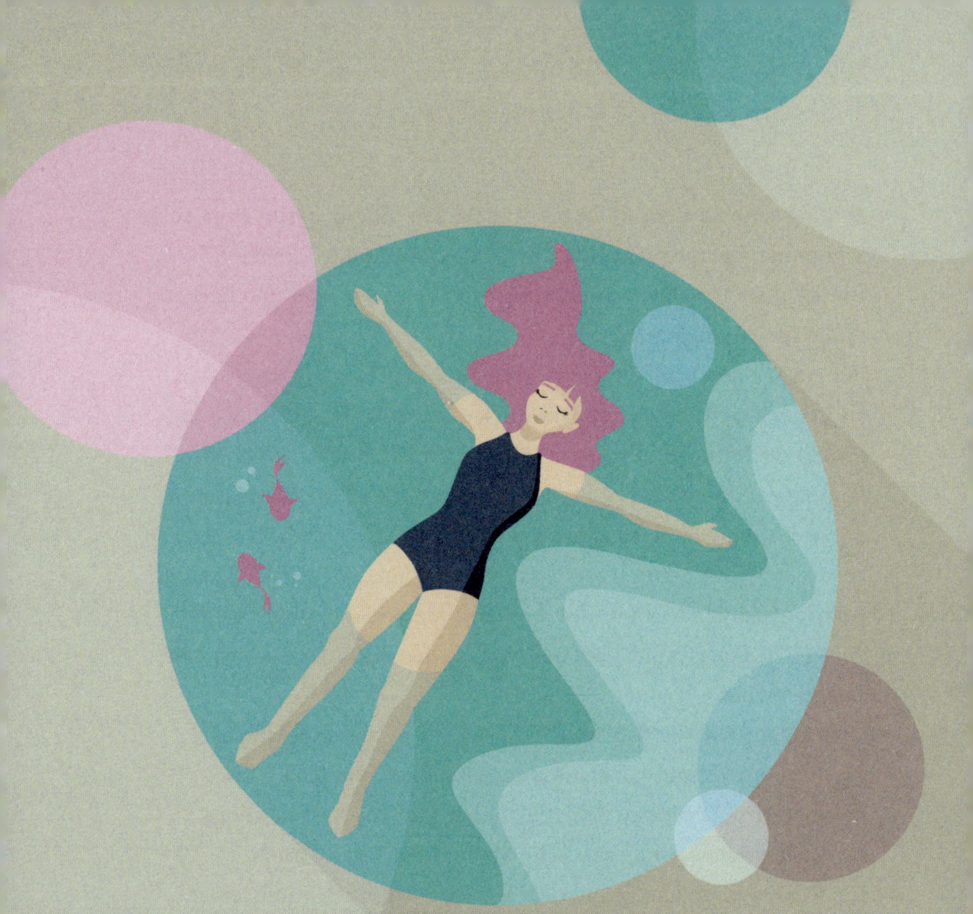

7 Sich über die Atmung entspannen

Unsere Atmung kann das beste Gegenmittel bei Stressreaktionen sein. Man muss nur wissen, wie man den Stress am besten »wegatmen« kann.

»Erst einmal tief durchatmen!« Wer angespannt und gestresst ist, bekommt diesen Ratschlag häufig zu hören. Wer ihn befolgt, wird schnell spüren, wie der Parasympathikus für Beruhigung sorgt. Am Herzschlag ist die Wirkung der langsamen Atmung am einfachsten zu beobachten. Als Zeichen der einsetzenden Entspannung schlägt es nicht einfach nur mit der Ruhepulsrate, sondern beim Einatmen etwas schneller und beim Ausatmen etwas langsamer als der durchschnittliche Ruhepuls. Je entspannter unser Körper ist, desto größer sind die Unterschiede des Ruhepulses zwischen der Ein- und Ausatmung ausgeprägt.

Das sensible Zusammenspiel von Atemrhythmus und Herzschlag wird in Fachkreisen als respiratorische Sinusarrhythmie (RSA) bezeichnet und in Therapeutenkreisen als kohärentes Atmen oder Resonanzatmung praktiziert. Die Ausprägung der RSA ist ein Hinweis darauf, wie gut wir entspannen können. Denn beim Einatmen wird der Sympathikus durch die Muskelarbeit und die Anstrengung aktiviert und beim Ausatmen der Parasympathikus – wenn es ohne Anstrengung abläuft. Bei besserer Entspannungsfähigkeit werden die Arrhythmien deutlicher, unter anderem weil das Wechselspiel von Sympathikus und Parasympathikus ausgeprägter ist. An dieser Stelle ein Hinweis für Querleser: Diese natürlichen Arrhythmien sind atemabhängig, sie haben nichts mit Herzrhythmusstörungen zu tun.

Die Wirkung einer langsamen Atmung ist nicht zu unterschätzen. In einer Studie wurde die Wirkung von 6 Atemzügen mit 15 Atemzügen pro Minute verglichen. Bei der Teilnehmergruppe mit der verlangsamten Atemweise ließ das Atemzentrum mehr Kohlendioxid zu (siehe Seite 66). Ihre Barorezeptoren, zuständig für Blutdruckregulierung, reagierten schneller und präziser nach dem Training. Das langsame Atmen senkte die Herzrate und den Blutdruck. Außerdem berichteten die Teilnehmer von mehr Lebensqualität. Bei der anderen Gruppe gab es diese Veränderungen nicht.

Das körpereigene Entspannungsprogramm funktioniert also am besten, wenn man besonders langsam atmet – mit einer innerlich unverkrampften und loslassenden Einstellung. Atmung, Herzschlag und Durchblutung können sich dann perfekt aufeinander abstimmen. Ihre unterschiedlichen Rhythmen werden durch die niedrige Atemfrequenz in Einklang gebracht, was Auswirkungen auf den ganzen Körper hat. In diesem Zustand kommt es zu einer Synchronisierung der Abläufe im Organismus. Dieses Zusammenbringen des Verlaufs von Atmung und Herzschlag, die Nutzung des RSA-Effekts, wird kohärentes Atmen genannt. Die Technik des kohärenten Atmens ermöglicht es allen Organen, optimal zu arbeiten. Die Entspannungs- und Erholungsfähigkeit werden gefördert.

KOHÄRENTES ATMEN IN DER PRAXIS

Die Technik des kohärenten Atmens hat sich in zahlreichen Studien bewährt. Hochgradig gestresste Menschen wie Kriegsveteranen, Polizisten und Kampfpiloten, aber auch Studierende mit Konzentrationsproblemen und Herzpatienten haben von der Technik profitiert. Die positiven Ergebnisse sprechen für sich: Regelmäßiges Üben kann im Alltag einen großen Unterschied ausmachen. Kohärentes Atmen trainiert mithilfe des RSA-Effektes die Fähigkeit, zwischen dem Hochleistungsprogramm des Sympathikus und dem Erholungsprogramm des Parasympathikus zu wechseln.

Der Erfolg des kohärenten Atmens ist abhängig vom richtigen Timing. Es ist wichtig, weder zu schnell noch zu langsam zu atmen. Vor allem darf das Ausatmen nicht mit Druck oder Anstrengung stattfinden, weil sonst der Sympathikus aktiviert wird und der Parasympathikus nicht seine entspannende Wirkung zeigen kann sowie letztendlich der RSA-Effekt klein ausfällt. Am besten ist es, so ruhig und entspannt wie möglich zu atmen.

Um ein Gefühl für die Gleichmäßigkeit von Ein- und Ausatmung zu bekommen, sollten Sie am Anfang mit einem Taktgeber üben. Sie können den Sekundenzeiger einer Uhr im Blick behalten. Etwas entspannter geht es mit einer Metronom-App, bei der in Zehntelsekunden der Atemrhythmus gestellt werden kann und der Wechsel für Ein- und Ausatmung mit einem akustischen Signal angekündigt wird.

DIE EIGENE ATEMFREQUENZ FINDEN

Für das kohärente Atmen empfehlen Experten eine Atemfrequenz von 6 Atemzügen pro Minute (auch Resonanzfrequenz genannt), weil dies der durchschnittlichen RSA der Bevölkerung entspricht. Für die Umsetzung würde es bedeuten, dass Ein- und Ausatmung zusammen 10 Sekunden dauern. Allerdings sind die 6 Atemzüge pro Minute als Mittelwert zu verstehen. Es gibt Menschen, bei denen die optimale Kohärenz von Atmung und Ruhepulsschwankung bei etwas weniger oder bei etwas mehr Atemzügen pro Minute eintritt. Die Spanne reicht von 4 bis 8 Atemzügen pro Minute. Wenn schneller oder langsamer (willentlich herbeigeführt) als die individuell optimale Resonanzfrequenz geatmet wird, entsteht Anstrengung, wodurch sympathische Aktivität mit ins Spiel kommt und der RSA-Effekt geringer wird.
Eine grobe Tendenz für die individuell richtige Resonanzfrequenz kann die Körpergröße bieten. Große Menschen haben größere Lungen und ein größeres Herz. Ihr Blutkreislauf muss zudem größere Distanzen überwinden. Ihnen fällt es tendenziell etwas leichter, langsamer zu atmen, als kleineren Menschen. Bei Kindern sind 7 bis 10 Atemzüge pro Minute optimal.
Menschen mit einer dauerhaft erhöhten Atemfrequenz werden sich mit dem kohärenten Atmen am Anfang schwertun. Für eine Atemfrequenz von 5 bis 6 Atemzügen pro Minute müssen sie ihre Atemzüge über das gewohnte Maß verlängern. Das unangenehme Gefühl, nicht

genug Luft zu bekommen, setzt nach ein paar Atemzügen ein. Wegen der gefühlten Luftnot wird Anstrengung statt Erholung erreicht.
Jede Art von Stressreaktion sollte beim kohärenten Atmen vermieden werden. Ein schrittweises Herantasten an die individuelle Resonanzfrequenz mit dem größten RSA-Effekt ist für den Einstieg sinnvoll. Beginnen Sie mit einer verlangsamten Atemweise, die sich für einige Minuten angenehm anfühlt, zum Beispiel 10 bis 12 Atemzüge pro Minute. Mit der Verlängerung Ihrer Atemzüge verlangsamen Sie Ihre Atmung und bauen Stress ab. Je mehr Sie sich der optimalen Atemfrequenz annähern, umso mehr kommen Sympathikus und Parasympathikus in ein Gleichgewicht beziehungsweise wird der Parasympathikus überhaupt wirksam.
In einer amerikanischen Studie konnte gezeigt werden, dass bereits 1 Atemzug mehr oder weniger pro Minute abweichend vom Optimum einen Unterschied ausmacht. Die Herzratenvariabilität (siehe Seite 56) reduzierte sich merklich. Bei allen Teilnehmern, die mit ihrer Resonanzfrequenz atmeten, war die Herzratenvariabilität deutlich höher als bei der Vergleichsgruppe, mit leichter Abweichung von der individuellen Resonanzfrequenz. Ihr Blutdruck sank mehr und sie fühlten sich emotional ausgeglichener.
Die perfekte Atemfrequenz für das kohärente Atmen lässt sich mit speziellen Apps (siehe Seite 187) herausfinden. Ob die Resonanzfrequenz bei 4,5 oder 5 Atemzyklen pro Minute liegt, ist am Anfang noch nicht so wichtig. Der Nutzen des exakten Wertes liegt allein darin, die optimale Wirkung beim Üben zu erzielen. Für Anfänger ist es vollkommen ausreichend, sich zu Beginn erst einmal an den empfohlenen 6 Atemzügen pro Minute zu orientieren.

Info

DEN RESONANZWERT ERMITTELN

Mithilfe der Herzratenvariabilität (HRV) kann die perfekte Atemfrequenz für das kohärente Atmen bestimmt werden.

Für die Bestimmung reicht der HRV-Wert RMSSD. Er steht für die Aktivität des Parasympathikus und wird von den meisten Messsystemen ausgewertet. Für die Ermittlung des Resonanzwertes müssen Sie einfach nur schauen, wie sich der RMSSD-Wert bei einer geänderten Atemtaktung verändert.

Sie beginnen mit einer Atemtaktung von 8, 7, 6, 5 und 4 Atemzügen pro Minute. Sie messen jeweils eine Minute pro Atemfrequenz. Die Atemfrequenz mit dem höchsten RMSSD-Wert kommt dem Resonanzwert am nächsten. Sie wird in kleinere Einheiten unterteilt. Wenn der höchste RMSSD-Wert zum Beispiel bei 6 Atemzügen lag, dann messen Sie die HRV jeweils eine Minute mit einer Atemtaktung von 7,0, 6,5, 6,0, 5,5 und 5,0 Atemzügen. Mit weiteren Messungen und Unterteilungen können Sie das Ergebnis immer weiter verfeinern.

Wenn Sie bei diesem Vorgehen feststellen, dass die jeweilige Atemfrequenz unangenehm und belastend ist, ist es ratsam, gleich abzubrechen und die Messung nicht stur »durchzuziehen«.

Unter »Infos und Tipps« (ab Seite 184) finden Sie ausgewählte Apps, mit denen Sie Ihren Resonanzwert einfach bestimmen können.

DIE RICHTIGE ATEMTIEFE WÄHLEN

Um eine Verlangsamung der Atmung zu erreichen, könnte man annehmen, dass man besonders viel Luft ein- und ausatmen müsste. Im ersten Moment erscheint es logisch, aber dann sollten wir uns vergegenwärtigen, wofür das maximal mögliche Atemvolumen normalerweise vorgesehen ist. Nämlich für eine Atmung unter Leistungsbedingungen, wie zum Beispiel beim Sport, Singen oder Spielen eines Blasinstruments. Die kohärenten Atemübungen sollten unter entspannten Bedingungen durchgeführt werden. Deshalb reicht es aus, wenn das Zwerchfell etwa die Hälfte seines Bewegungsspielraums nutzt. Ausdehnen und Zusammenziehen geschehen dann ohne große Kontrolle. Dies ist vor allem für eine entspannte Ausatmung von Bedeutung, worauf wir später noch näher eingehen werden.

Neben der Ermittlung der individuellen Atemfrequenz gilt es auch, die richtige Atemtiefe zu finden. Atmen wir zu seicht, besteht die Gefahr, dass sich das Zwerchfell zu wenig an der Atmung beteiligt. Die Nutzung des maximalen Atemvolumens hingegen kann für den Körper zum Stressfaktor werden. Um die passende Atemtiefe zu finden, sollten Sie verschiedene Atemvolumina ausprobieren. Am einfachsten geht es, wenn Sie testen, wie viel Luft Sie maximal einatmen können. Öffnen und dehnen Sie dabei Brust- und Bauchraum sowie die Rückenpartie so weit wie möglich für die einfließende Luft. Dadurch bekommen Sie ein Gefühl für Ihr maximales Atemvolumen und den größtmöglichen Bewegungsspielraum Ihres Zwerchfells. Die Hälfte Ihres maximalen Atemvolumens ist Ihre individuell richtige Atemtiefe für das kohärente Atmen. Sie wird etwas größer sein als Ihr normales Atemvolumen. Ihr Zwerchfell wird sich etwa eine Handbreit nach oben und unten bewegen. Ihre Bauchdecke bewegt sich dabei deutlich sicht- und fühlbar.

ENTSPANNTE AUSATMUNG

Unsere Atmung erfolgt durch Muskelkraft. Das Zwerchfell und die Atemhilfsmuskulatur arbeiten wie alle Muskeln im Körper in zwei Richtungen: Sie ziehen sich zusammen und lassen los. Das Zusammenziehen erfordert Kraft, während das Loslassen normalerweise keine benötigt. Bei der Atmung entspricht das Zusammenziehen der Einatmung und das Nachlassen der Ausatmung. Bei der Einatmung zieht sich das Zwerchfell zusammen, der Brustraum weitet sich.
Wenn die Luft ohne Druck leicht und gelöst einströmen kann, ist es die beste Vorbereitung für das anschließende Nachlassen der Spannung. Der Entspannungseffekt der Ausatmung kann mit der entspannten Einatmung vorbereitet und verstärkt werden.
Die Ausatmung besteht normalerweise nur aus dem Nachlassen der Muskelspannung, aber vielen Menschen fällt es schwer, entspannt auszuatmen. Sie haben sich daran gewöhnt, mit mehr oder weniger Nachdruck auszuatmen. Ein Vorgang, der eigentlich von allein ablaufen sollte, wird unter Anspannung ausgeführt. Die wohltuende Wirkung des Parasympathikus bei der Ausatmung wird dadurch eingeschränkt. Eine angespannte Ausatmung ist häufig ein Zeichen für chronischen Stress. Die Ausatmung ohne Nachdruck geschehen zu lassen, führt zur Stärkung des Parasympathikus. Den Druck wieder abzubauen, heißt, im Sinne von loslassen, nichts zu tun. Was so einfach erscheint, muss schlimmstenfalls in der Praxis schrittweise gelernt werden, weil man Entspannung nicht »machen« kann. In dem Buch *Kohärentes Atmen* des Atemtherapeuten Wilfried Ehrmann gibt es eine gute Übung, die eine Vorstellung davon gibt, wie sich entspanntes Ausatmen anfühlen kann: Heben Sie eine Hand beim Einatmen an und lösen Sie beim Ausatmen die Muskelspannung, die Ihre Hand hochhält. Die Hand fällt ohne unser Zutun nach unten. Ganz ähnlich im positiven Sinn kraftlos sollte unsere Ausatmung sein.

VERLÄNGERTE AUSATMUNG

Individuell etwas leichter und auch entspannender kann es sein, wenn die Einatmung etwas kürzer und die Ausatmung dementsprechend etwas länger dauert. Diese Atemtechnik eignet sich besonders bei viel Stress und Anspannung. Aufgrund der verlängerten, lockeren Ausatmung wird die Aktivierung des Sympathikus vermieden und der Parasympathikus bekommt mehr Einflussmöglichkeit.
Im klassischen Yoga ist ein Verhältnis von 1:2 für Ein- und Ausatmung die Regel. Die Ausatmung ist doppelt so lang wie die Einatmung. Bei einigen Atemtechniken wird in Übungen die Ausatmung noch weiter verlängert, manchmal bis zu einem Verhältnis von 1:8. Nach neueren Forschungen hat sich ein Verhältnis von 1:1,5 beziehungsweise 40 zu 60 Prozent für die Ein- und Ausatmung bewährt. Bei einem Atemzug von 10 Sekunden wird 4 Sekunden eingeatmet und 6 Sekunden ausgeatmet. Kleine Atempausen zwischen den Atemzügen wirken sich laut Studien positiv auf die Herzratenvariabilität aus. Sie erhöhen also den Entspannungseffekt noch zusätzlich.
Mit der verlängerten Ausatmung kann der Parasympathikus besser aktiviert werden, weshalb diese Atemweise vor allem in akuten Stresssituationen hilfreich ist. Die Stressreaktion wird reduziert und ein Gefühl der Erleichterung stellt sich unmittelbar ein.
Im Unterschied zum kohärenten Atmen wird der Parasympathikus bei der verlängerten Atmung zwar leichter aktiviert, aber nicht nachhaltig gestärkt. Es kommt zu keiner Synchronisierung von Herzschlag und Atmung. Eine Verlängerung der Ausatmung kann den Einstieg in das kohärente Atmen erleichtern.

Info

ENTSPANNUNG SICHTBAR MACHEN

Gestressten Menschen fällt es oft schwer, selbst zu spüren, ob ihre Entspannungsübungen richtig wirken. Biofeedback-Geräte können ihnen dabei helfen.

Mit Biofeedback-Geräten kann man das eigene Entspannungsvermögen anhand von Farbsignalen oder Symbolen verfolgen. Üblicherweise leuchten die Geräte rot, wenn die Aktivität des Sympathikus überwiegt, und grün, wenn der Parasympathikus das Geschehen dominiert. Durch den Wechsel der Farben und die Bewegung der Symbole wird angezeigt, in welchem Zustand man sich gerade befindet.

Die Biofeedback-Geräte messen den Puls entweder über einen Sensor am Gerät, per Clip am Ohr oder am Finger. Der Atemrhythmus, mit dem geatmet werden soll, kann bei einigen Geräten individuell eingestellt werden. Bei den Biofeedback-Geräten führt nur eine längere Anwendung zum Erfolg. Die Basis ist eine bewusste Atmung. Mit ihr können der Herzschlag und damit Sympathikus und Parasympathikus beeinflusst werden.

Zu Beginn dienen Biofeedback-Geräte als Hilfsmittel und Trainingsgerät, um bewusst in einen entspannten Zustand zu gelangen. Langfristig sollen sie die Fähigkeit trainieren, in belastenden Situationen automatisch über die Atmung für Ausgleich zu sorgen.

Biofeedback-Geräte gibt es sowohl als Einzelgeräte als auch als Software für den Computer oder auch als Smartphone-App. Für stressgeplagte Menschen hat sich das Messverfahren auf Basis der Herzratenvariabilität (siehe Seite 56) als sehr gut erwiesen. Eine Begleitung durch einen Experten bietet sich für die richtige Anwendung an.

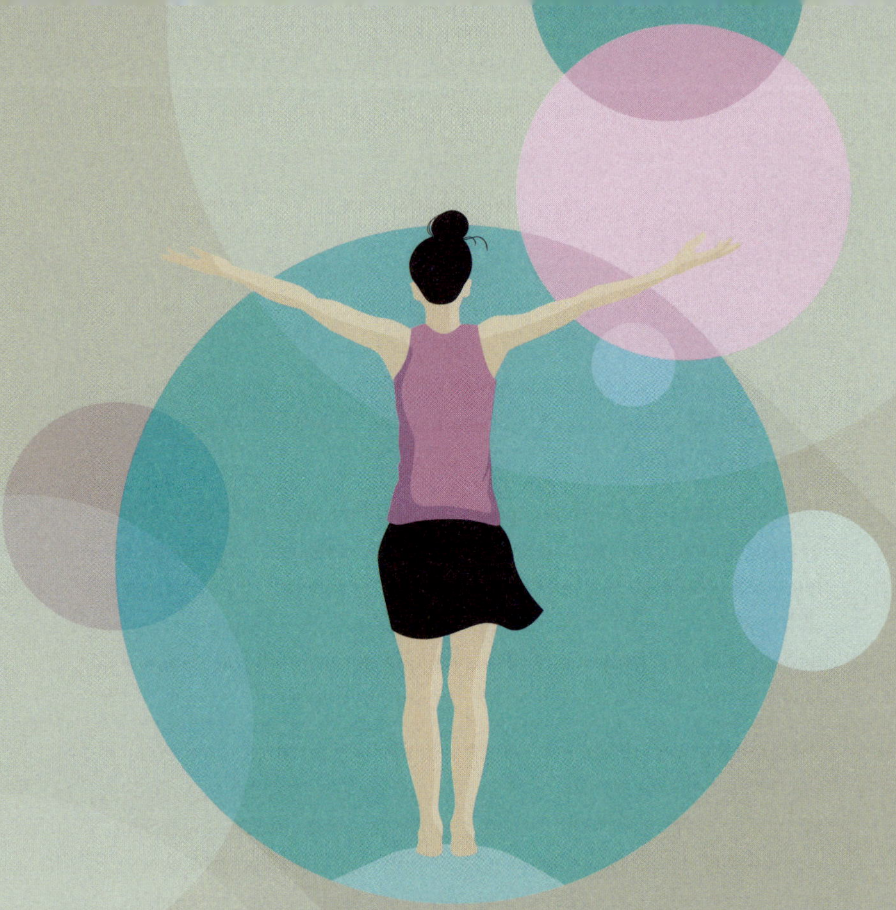

8

Bergluft gegen den Stress

Anwendungen mit der dünnen Luft der Berge entspannen den Körper und machen ihn zudem stressresistenter.

Sie können zum Entspannen und Krafttanken in die Berge fahren. Schneller und wirkungsvoller ist bei negativen Folgen von Stress ein Intervall-Hypoxie-Training, oft auch nur als Hypoxietraining bezeichnet. Viele Menschen kennen die Trainingsform aus dem Leistungssport unter dem Begriff Höhentraining. Allerdings wissen die wenigsten, dass jeder von dem Training profitieren und es durchaus entspannend sein kann, wenn es mit einem Hypoxiegerät durchgeführt wird. Damit können Sie sich quasi die Bergluft inklusive ihrer gesundheitlichen Reize zu sich nach Hause holen.

Im ersten Moment ist es für Sie vielleicht schwer vorstellbar, dass ein vorübergehender Sauerstoffmangel – Mediziner nennen es Hypoxie – gesundheitliche Vorteile haben könnte. Auch hier passt die Aussage von Paracelsus: Die Dosis macht das Gift. Fastenkuren, Gifte und Sauerstoffmangel können großen Schaden anrichten, aber richtig dosiert auch die Gesundheit verbessern. Der Begriff »Hormesis« steht für diesen Umkehreffekt.

LEICHTER MANGEL IST FÖRDERLICH

Für unseren Körper ist es etwas ganz Gewöhnliches, für eine kurze Zeit mit weniger Sauerstoff auszukommen. Er ist darauf vorbereitet, einen Mangel zu puffern. In der richtigen »Dosierung« nimmt ihn unser Körper sogar als Aufforderung, seine Leistungs- und Widerstandsfähigkeit zu erhöhen, um sich vor weiteren Mangelsituationen besser schützen zu können.

Wie es zu dieser Mangelsituation kommt, ist für unseren Körper egal. Ob wir die dünne Luft in den Bergen einatmen, uns sportlich verausgaben und außer Atem geraten oder mit einem Hypoxiegerät trainieren, hat die gleiche Wirkung: Jedes Mal entsteht ein leichter Sauerstoffmangel, auf den unserer Körper immer ähnlich mit einer Optimierung des Stoffwechsels reagiert.

Info

ABLAUF EINES HYPOXIETRAININGS

Das Hypoxietraining ist vollkommen ungefährlich und überhaupt nicht anstrengend.

Für ein Intervall-Hypoxie-Training müssen Sie sich weder aus- noch umziehen. Sie liegen bequem in einem Liegesessel und atmen für ein paar Minuten sauerstoffreduzierte Luft über eine Atemmaske ein. Als Folge sinkt die Sauerstoffsättigung im Blut bis zu einer festgelegten und kontrollierten Grenze ab. Nach dieser sogenannten Hypoxiephase wird der Sauerstoffanteil in der Atemluft von dem Hypoxiegerät wieder erhöht und die Sauerstoffsättigung im Blut steigt wieder auf die normalen 96 bis 98 Prozent an.

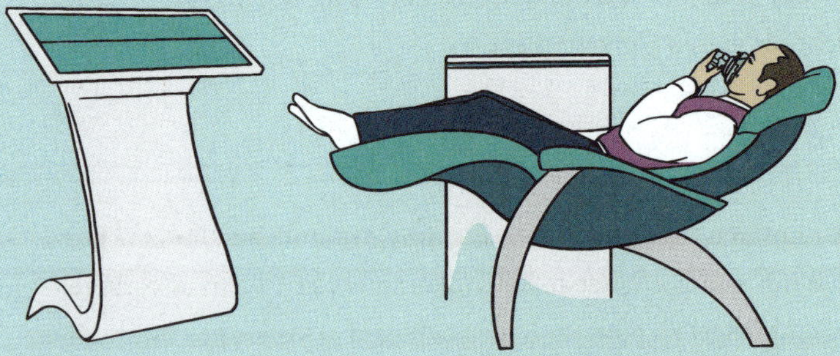

Für eine optimale Wirkung reicht es, wenn der Sauerstoffanteil 4- bis 5-mal reduziert und wieder erhöht wird. Eine Trainingseinheit dauert also nur 30 bis 40 Minuten.

Während des gesamten Trainings werden die Sauerstoffsättigung im Blut und der Puls mit einem Fingerclip gemessen. Darüber hinaus haben die Geräte Sicherheitsfunktionen, die bei plötzlichen Veränderungen sofort und automatisch mit Sicherheitsmaßnahmen reagieren.

Bei einem Hypoxietraining nehmen die meisten Anwender kaum wahr, dass sie weniger Sauerstoff einatmen, und schlafen während des Trainings sogar kurz ein. Obwohl es sich nicht anstrengend anfühlt, stellt es den Körper vor eine Herausforderung. Es ist vergleichbar mit einem Ausdauertraining. Jede Körperzelle reagiert auf den leichten Sauerstoffmangel. Sie optimieren ihre Prozesse, insbesondere die Mitochondrien, und steigern dadurch ihre Leistungsfähigkeit.

EIN TRAINING FÜR DIE ZELLEN

Im Prinzip ist das Intervall-Hypoxie-Training nichts anderes als ein Training der Körperzellen – wovon vor allem bei Stressgeplagten die kleinen Kraftwerke in den Zellen, die Mitochondrien, Vorteile haben. Bei Stress leiden sie unter der außerordentlichen Belastung. Die erhöhten Anforderungen an die Energieproduktion erschöpfen sie und machen sie für freie Radikale angreifbar.
Das Intervall-Hypoxie-Training ist vergleichbar mit einer langsam wirkenden Energiespritze. Denn es sorgt für eine verbesserte Energiegewinnung in den Mitochondrien. Die kleinen Kraftwerke vermehren sich nicht nur fleißig, sie werden durch das Hypoxietraining auch wieder effizienter. Als wissenschaftlich erwiesen gilt, dass sich durch den Einfluss der Hypoxie eher Mitochondrien mit weniger Schäden im Erbgut vermehren. Das Netzwerk wird messbar um etwa 30 Prozent mit kleinen, jungen und fitten Mitochondrien erweitert. Sie produzierten bei Bedarf deutlich mehr den Energietreibstoff ATP (Adenosintriphosphat) als alte Mitochondrien mit einem geschädigten Erbgut. Es fallen weniger freie Radikale bei der Energiegewinnung an und auch der Schutz vor aggressiven Molekülen wird mit den jüngeren Exemplaren wieder erhöht.
Mehr als 90 Prozent unserer Energie wird von den Mitochondrien produziert. Unsere körperliche und geistige Leistungsfähigkeit wird

von den Mitochondrien bestimmt. Je aktiver eine Körperzelle ist, umso mehr profitiert sie von der Vermehrung der kleinen Zellbestandteile. Denn die Anzahl der Mitochondrien richtet sich nach der Aktivität der Zelle. Die Leistungssteigerung durch das Intervall-Hypoxie-Training findet nahezu in jeder Körperzelle statt – von den Füßen bis zum Scheitel. Bei besonders aktiven Zellen macht sich die Veränderung am deutlichsten bemerkbar. Das Herz, das Gehirn, die Lunge, die Leber und die Muskulatur profitieren deshalb besonders von einem Hypoxietraining.

AUSGLEICH FÜR DAS NERVENSYSTEM

Stellen Sie sich die Hypoxiewirkung bitte nicht wie die einzelne magische Pille vor, die Ihren stressbedingten Bluthochdruck senkt oder Sie trotz wirbelnder Gedanken in den Schlaf wiegt. Nein, die Hypoxie ermöglicht dem Körper, seine eigene Kraft wiederzuentdecken und sich selbst zu regulieren. Sie gleicht Unregelmäßigkeiten aus und stimmt verschiedene Bereiche und Prozesse aufeinander ab. So stellt sich das innere Gleichgewicht wieder her.

Das Intervall-Hypoxie-Training reguliert den erhöhten Stresspegel auf verschiedenen Ebenen. Der Wechsel zwischen sauerstoffarmer und normaler Atemluft trainiert das Energiemanagement des vegetativen Nervensystems. Sympathikus und Parasympathikus werden abwechselnd aktiv. Auf den richtig dosierten Reiz der Hypoxie reagiert der Sympathikus. Der Körper wird gefordert. Der Blutdruck steigt, Atem- und Herzfrequenz nehmen zu.

Sobald wieder normale Raumluft eingeatmet wird, kann der Parasympathikus vermehrt aktiv werden. Er sorgt für Erholung und Regeneration. Der Blutdruck sinkt, die Atmung und der Herzschlag verlangsamen sich. Allein dieser Wechsel hat schon einen positiven Effekt. Die Regulierungsfähigkeit des vegetativen Nervensystems wird trainiert.

DIE WIRKUNG AUF DEN KÖRPER

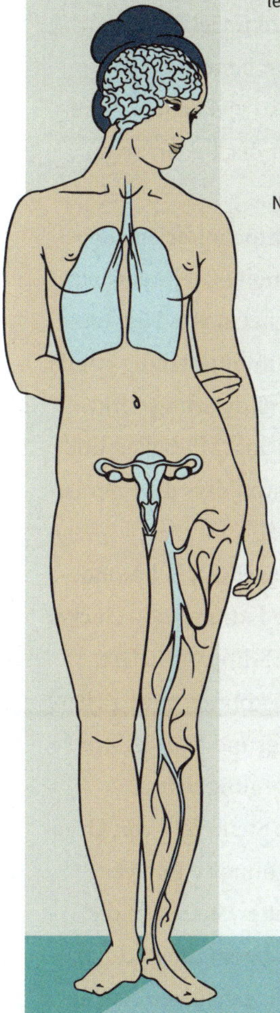

Gehirn
Steigerung der Gedächtnisleistung und Konzentration, Alzheimer und Parkinson vorbeugen

Herz
Größere Belastbarkeit, mehr Spaß bei Bewegung und weniger Rhythmusstörungen

Lunge
Nicht so schnell außer Atem geraten, bei Asthma und COPD leichter Luft bekommen

Leber
Optimierte Stoffwechsel- und Entgiftungsprozesse

Geschlechtsorgane
Positive Wirkung auf das Liebesleben, Steigerung der Libido und Potenz

Blut
Verbesserte Durchblutung im ganzen Körper, erhöhte Sauerstoffaufnahme

Gefäße
Höhere Elastizität, weniger Ablagerungen, Normalisierung des Blutdrucks

Haut
Frischer Teint, straffes Bindegewebe

Mitochondrien
Mehr Zellenergie für körperliche und geistige Leistungen im Alltag

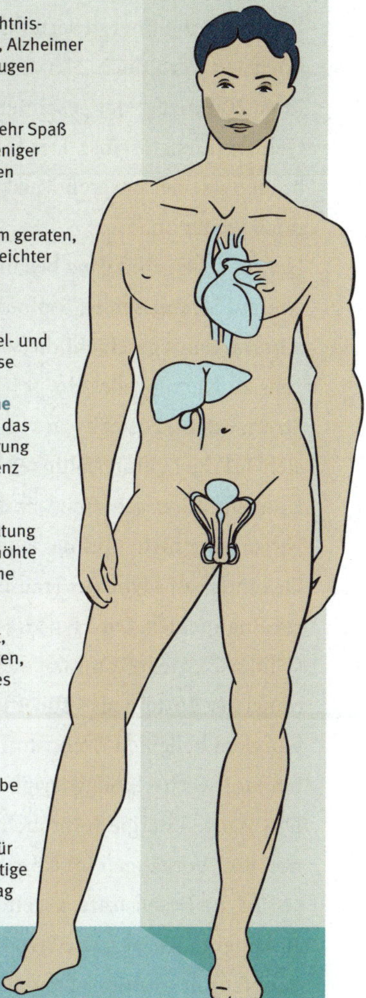

MEHR ENERGIE FÜR DAS GEHIRN

Bei sehr gestressten Menschen reicht schon ein kurzer und milder Hypoxiereiz aus, um eine Wirkung auszulösen. Die gesteigerte Durchblutung macht sich am deutlichsten im Gehirn bemerkbar. Es steuert die Energieverteilung im Körper und hat gleichzeitig den höchsten Verbrauch. Nervenzellen brauchen extrem viel Energie. Etwa 20 Prozent der gesamten Energieproduktion benötigt das Gehirn für sich selbst. Das führt zu fast dreimal so viel Sauerstoffverbrauch wie bei unseren Muskeln. Bei Stress steigt der Bedarf sogar noch weiter an.

Nervenzellen sind ganz besonders auf gesunde Mitochondrien angewiesen. Sie müssen in Topform sein. Wenn das innere Gleichgewicht stimmt, dann geschieht die Weiterleitung von Signalen von Nervenzelle zu Nervenzelle sehr präzise. Wenn die Verbindung ständig »unter Strom« steht, kostet es zu viel Energie. Die Daueraktivierung wirkt sich auf die Leitungsfähigkeit der Mitochondrien aus. Müdigkeit und Konzentrationsschwäche sind erste Symptome dafür, dass die Energieversorgung nicht optimal läuft.

Das Intervall-Hypoxie-Training ist für die Nervenzellen ein besonderer Energiekick. Die Hypoxie beschert ihnen eine Extraportion Zucker (Glukose). Sie bekommen den beliebten Nährstoff direkt geliefert, ohne dass Insulin als »Türöffner« helfen muss. So können auch Zellen von dem beliebten Brennstoff profitieren, die aufgrund eines gestressten Stoffwechsels Schwierigkeiten mit ihrer Versorgung haben.

Die meiste Energie verbraucht das Gehirn für die Steuerung von Organen und Vorgängen im Körper. Über elektrische Impulse und verschiedene Botenstoffe, sogenannte Neurotransmitter, steuert es die Abläufe im Körper. Die Hypoxie fördert unter anderem die Bildung der Neurotransmitter Dopamin und Serotonin. Sie beteiligen sich an der Weiterleitung der Nervenimpulse, aber nicht ausschließlich.

GUTER SCHLAF UND GUTE LAUNE

Serotonin und Dopamin beeinflussen auch unsere Emotionen. Sie können Gefühle von Zufriedenheit und Glück erzeugen. Diese vielschichtige Wirkung auf körperlicher und emotionaler Ebene entsteht, weil sie in verschiedenen Regionen im Gehirn gebildet werden und über die Nervenfortsätze miteinander verbunden sind. Ihre Freisetzung erfolgt nach dem Prinzip der »Gießkanne« oder, wie es in der medizinischen Fachsprache genannt wird, »unspezifisch«. Das bedeutet, dass sie breit gestreut ins Gehirn gelangen. Unter dem Einfluss dieser besonderen Neurotransmitter verändern ganze Gehirnregionen ihre Aktivität oder Leistungsfähigkeit.

In Studien wurde der Einfluss der Hypoxie auf die Dopaminbildung untersucht. Die Ergebnisse sind durchweg positiv. Eine ausreichende Versorgung mit Dopamin ist nicht nur bei der Entstehung von Parkinson von Bedeutung, sondern auch für unser allgemeines Wohlbefinden wichtig. Dopamin beeinflusst zudem unsere Motivation und Konzentration.

Die Dopamin-Nervenzellen befinden sich in der sogenannten Substantia nigra im Mittelhirn. Von dort aus wird Dopamin in verschiedene Hirnregionen wie das Kleinhirn, den präfrontalen Cortex in der Großhirnrinde und das limbische System gesendet. So ist es nachvollziehbar, warum die Bewegungsabläufe beispielsweise bei Parkinsonpatienten ungenau werden, wenn zu wenig Dopamin freigesetzt wird. Die Bewegungszentren befinden sich im Kleinhirn und im präfrontalen Cortex. Genauso werden unsere Aufmerksamkeit und unser bewusstes Denken beeinflusst, wenn die Versorgung mit Dopamin im präfrontalen Cortex beeinträchtigt ist. Gleichermaßen wirkt sich eine verminderte Dopaminausschüttung im limbischen System auf unsere Gefühlswelt und das Gedächtnis aus. Denn dafür sind diese Regionen zuständig.

Beim Serotonin sieht es ganz ähnlich aus. Sein Einflussgebiet zieht sich über fast alle Bereiche des Gehirns, einschließlich Hirnstamm und Rückenmark. Entsprechend groß ist auch seine Palette von Wirkungen. Es ist beispielsweise für die gute Stimmung am Tag und den erholsamen Schlaf in der Nacht zuständig. Der Neurotransmitter wird zu Recht als körpereigenes Antidepressivum bezeichnet, da er das Wohlbefinden und die gute Laune beeinflusst. Weitere positive Auswirkungen von Serotonin sind gesteigertes Lustempfinden, erhöhtes Selbstwertgefühl und weniger Heißhunger auf Kohlenhydrate.
Ähnlich wie bei Dopamin kann es vorkommen, dass Nervenzellen zu wenig Serotonin produzieren und dadurch das positive Gefühl ausbleibt. Bei Depressionen wird vermutet, dass ein Serotoninmangel vorliegen könnte. Dies hat auch Auswirkungen auf den Schlaf. Sobald es dunkel wird, bildet sich aus dem Serotonin das Schlafhormon Melatonin. Zwei Stunden vor dem Einschlafen steigt der Melatoninspiegel im Blut an und der Schlafdruck erhöht sich. Gleichzeitig sinkt der Cortisolspiegel. Wenn zu viel von dem Stresshormon im Blut vorhanden ist, wird kein Melatonin gebildet.
Schokolade, so gut sie auch schmeckt, ist leider keine Lösung, um unsere Stimmung zu heben. Sie enthält einfach zu wenig Tryptophan, die Vorläufersubstanz von Serotonin. Ganz anders sieht es mit der Wirkung der sauerstoffreduzierten Luft aus. Sie erhöht die Menge des Gute-Laune-Neurotransmitters. Ein erholsamer Schlaf und eine entspannte Lebenseinstellung sind ein Merkmal eines ausgeglichenen Serotoninspiegels – und eines erfolgreichen Hypoxietrainings. Ein weiterer positiver Effekt des Intervall-Hypoxie-Trainings auf den gestressten Denkapparat ist ein höherer BDNF-Spiegel. Eine deutsche Übersetzung für Brain-derived Neurotrophic Factor gibt es nicht. Umgangssprachlich wird der Wachstumsfaktor als »Dünger für das Gehirn« bezeichnet. Er fördert, stärkt und schützt unsere Nervenzellen. Von ihm hängt ab, wie schnell Sie lernen.

Info

WIDERSTANDSFÄHIGER DANK HYPOXIE

Hypoxietraining ermöglicht es dem Körper, sich an einen leichten Sauerstoffmangel anzupassen. Gleichzeitig wird körperlicher und seelischer Stress als weniger belastend empfunden als vor den Trainingseinheiten. Studien haben gezeigt, dass Hypoxietraining auch die Widerstandsfähigkeit gegenüber anderen Stressauslösern, wie zum Beispiel Hitze, Kälte und Strahlung, erhöht.

Mediziner bezeichnen diese umfassende Wirkung als Kreuzanpassung, die nur durch Hypoxieanwendungen erreicht werden kann. Andere Stressoren können diesen Effekt nicht erzielen. Zum Beispiel können Kälteanwendungen nicht zu einer erhöhten Widerstandskraft gegenüber Hitze, Sauerstoffmangel oder Strahlung führen.

DIE HORMONBALANCE HERSTELLEN

Die Ausschüttung der Stresshormone beeinträchtigt das hormonelle Gleichgewicht. Hormone wie beispielsweise die Schilddrüsenhormone werden weniger gebildet. Ihre Beteiligung an der Energiegewinnung verringert sich, was zur Folge hat, dass in den Mitochondrien weniger von dem Energietreibstoff ATP produziert wird. Wenn die Belastung und dieser Zustand länger anhalten, beginnt der Körper mit Anpassungsmaßnahmen. Um mit weniger Schilddrüsenhormonen auszukommen, verringert er seinen Grundumsatz, senkt die Wärmeproduktion und lagert Fett um die Taille ein. Der Mangel an Schilddrüsenhormonen macht sich bei vielen Menschen mit einer Gewichtszunahme bemerkbar.

Die Dominanz der Stresshormone führt auch bei anderen Hormonen zu Veränderungen. Die gegenseitige Beeinflussung einzelner Hormone hat Nachteile, die sich als Schieflagen zeigen. Hinzu kommen die Einschränkungen bei der Energiegewinnung, denn die Mitochondrien geben den hormonbildenden Organen die Energie zur Ausschüttung ihrer Botenstoffe.
Die Nebennieren werden überlastet, weil sie jetzt die Energieversorgung am Laufen halten müssen. Die Bildung der Stresshormone hat in dieser Stoffwechsellage Vorrang. Aus dem Mutterhormon Pregnenolon wird vermehrt Cortisol gebildet. Für die Umwandlung in andere Hormone steht von der Ausgangssubstanz Pregnenolon immer weniger zur Verfügung.
Das Hypoxietraining wirkt sich in diesem Zusammenhang auf zweierlei Weise aus. Es stellt die hormonelle Balance wieder her. Der Einfluss von den Stresshormonen wird reduziert, was wieder eine vermehrte Bildung anderer Hormone ermöglicht. Zusätzlich vermehren und verjüngen sich die Mitochondrien aufgrund des Reizes der sauerstoffreduzierten Luft, egal, ob in Schilddrüse, Hoden oder Eierstöcken. Die Nebennieren, oft geschwächt bei Dauergestressten, reagieren positiv auf das Intervall-Hypoxie-Training. Untersuchungen zeigen, dass sich die Nebennierenrinde bei Erschöpfungszuständen langsam wieder regeneriert. Glücklicherweise ist die Drüse nicht zerstört, sondern die Mitochondrien sind lediglich ausgepowert. Nach einer angemessenen Erholungszeit nehmen die Nebennieren ihre komplette Hormonproduktion wieder auf.
Mit dem Rückgang der Stresshormone erhält das Vorläuferhormon Pregnenolon wieder mehr Spielraum zur Produktion anderer Hormone. Sobald das hormonelle Gleichgewicht wiederhergestellt ist, löst sich auch die Blockade der Schilddrüsenhormone. Untersuchungen deuten darauf hin, dass eine leichte Schilddrüsenunterfunktion durch ein Hypoxietraining behoben werden kann. Der Stoffwechsel wird

wieder angekurbelt, das Risiko für eine Gewichtszunahme und eine Fettleibigkeit sinkt.

HYPOXIETRAINING ALS EINSTIEG

Das Intervall-Hypoxie-Training bietet im Vergleich zu herkömmlichen Empfehlungen zur Stressresistenz und Entspannung klare Vorteile. Das Training erfordert lediglich Zeit, der Rest passiert quasi von allein. Durch das Training bekommen gestresste Menschen die Kraft, um ihr Leben wieder in eine stressfreie Richtung zu lenken.

Viele Anwender spüren während des Trainings nichts, aber die Wirkung setzt sofort ein. Bereits nach der ersten Behandlung können Veränderungen eintreten. Direkt nach dem Training fühlen sich die meisten Anwender frischer, entspannter und energiegeladener. Diese Effekte sind keine Einbildung, sondern wissenschaftlich belegt.

Der Entspannungseffekt gleicht einem meditativen Zustand. Wissenschaftler haben in einer Studie die Gehirnwellen während des Hypoxietrainings gemessen und ein Muster entdeckt, das einem meditativen Zustand ähnelt. Nach dem Training entstehen geistige Fitness und ein Gefühl der Frische. Eine gut dosierte, kurze Hypoxie verbessert den Abtransport von Stoffwechselprodukten aus dem Gehirn. Das ist der Grund für den klaren Kopf, den viele Anwender nach dem Training haben. Und genau dieser Zusammenhang lässt die meisten nach dem Intervall-Hypoxie-Training besonders gut schlafen.

Im Verlauf von mehreren Hypoxietrainings stellen viele Anwender fest, dass sie morgens leichter aufstehen. Sie haben weniger Schwierigkeiten beim Start in den Tag und sind schneller wach. Der Alltag mit all seinen Anforderungen wird leichter bewältigt. Studien haben diesen Zusammenhang ebenfalls nachgewiesen. Nach einem Hypoxietraining empfanden die Teilnehmer körperlichen und psychischen Stress als weniger belastend als vorher.

HYPOXIE IN DER PRAXIS

Die Geräte für ein Intervall-Hypoxie-Training sind in den letzten Jahren immer bekannter geworden. Mit ihrer Hilfe kann sicher und effektiv ein Höhentraining wie beispielsweise auf dem Kilimandscharo auf über 5800 Meter über dem Meeresspiegel simuliert werden. Das Prinzip ist einfach: Eine Membran filtert Sauerstoffmoleküle aus der Raumluft, wodurch der Stickstoffanteil erhöht wird. Die sauerstoffreduzierte Luft wird über eine Atemmaske eingeatmet. Eine weitere Möglichkeit, Hypoxie außerhalb der Berge zu erleben, sind Unterdruckkammern, hypoxische Räume oder Zelte.
Hypoxiegeräte gibt es mittlerweile auch für zu Hause. Sie sind eine tolle Unterstützung für leicht gestresste Menschen. Die Programme sind so konzipiert, dass sie effektiv sind und eine Fehlbedienung nahezu unmöglich machen. Bei hochwertigen Geräten sind die Sicherheitsvorkehrungen genauso gut wie bei den Profigeräten.
Ärzte, Heilpraktiker, Therapeuten und Personal Trainer bieten Hypoxiebehandlungen an. Vor allem bei gesundheitlichen Problemen wird empfohlen, die Hypoxieanwendungen bei einem Arzt oder Heilpraktiker durchzuführen. Je nach Krankheitsbild gibt es unterschiedliche Herangehensweisen für ein Intervall-Hypoxie-Training und Gegenanzeigen. Komplett auf ein Training verzichten müssen Menschen mit akuten Infekten, Herzfehlern, in den ersten 3 Monaten einer Schwangerschaft, mit einer chronischen Krankheit im Endstadium oder bei Erkrankungen der roten Blutkörperchen, wie zum Beispiel Sichelzellanämie oder Polyzythämie.
Die volle Wirkung des Intervall-Hypoxie-Trainings tritt innerhalb von zehn bis fünfzehn Behandlungen ein, abhängig vom Gesundheitszustand. Bei Erschöpfung und Schlafstörungen reichen in der Regel zehn Anwendungen nicht aus. Gleiches gilt für Patienten mit chronischen Erkrankungen.

Der Erfolg des Trainings hängt von den individuellen Lebensumständen und gesundheitlichen Problemen ab. Bei Menschen mit schwerwiegenden gesundheitlichen Beschwerden oder einem sehr stressigen Lebensstil hält die langfristige Wirkung des Hypoxietrainings etwa 3 bis 4 Monate an. Im Idealfall können Anwender von einer Hypoxiekur etwa 6 bis 10 Monate profitieren, bevor eine Auffrischung empfehlenswert ist.
Nach Abschluss der Hypoxiekur kann sich die Wirkung weiter steigern. Mehrere Studien haben gezeigt, dass die ausgelösten Prozesse auch ohne weiteres Training eine gewisse Zeit lang fortbestehen.
Der Energielevel erhöht sich also zunächst weiter.

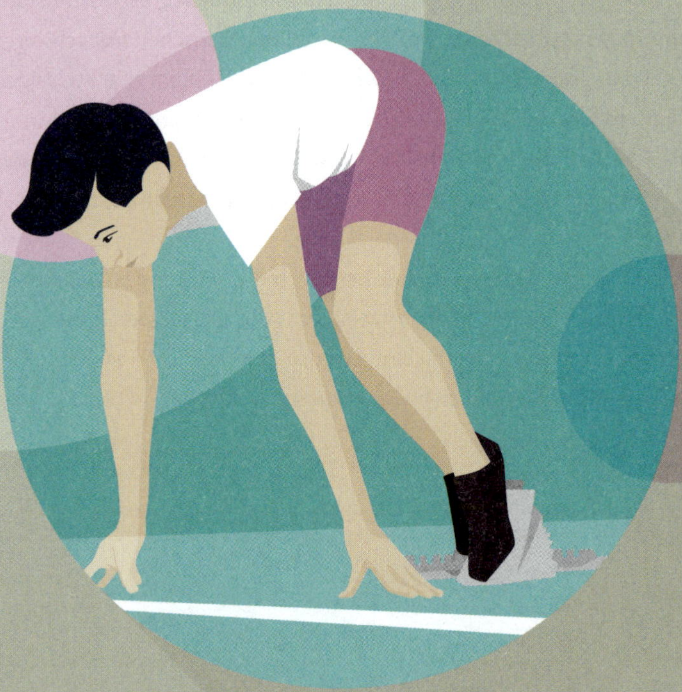

Wie Stress stärker macht

9

Mit der richtigen Einstellung und der richtigen Dosis ist Stress das Beste, was uns passieren kann. Er macht uns widerstandsfähiger und verlängert unser Leben.

Wer dauernd gestresst ist, lebt nicht gesund. Allerdings fällt immer wieder auf: Es gibt Menschen, die ein hochgradig stressiges Leben führen, aber nicht den Eindruck machen, besonders belastet zu sein. Nebenbei kümmern sie sich um Familie und Freunde und gehen ihren Hobbys nach. Für sie gehört Stress zum Leben. Sie sehen ihn als Herausforderung, an der sie wachsen können. Bei anderen Menschen wirkt der gleiche Stresslevel wie ein Gift. Ihnen gelingt der positive Umgang mit der Belastung nicht. Sie sehen den Stress als eine Gefahr für ihre Gesundheit an. Sie fühlen sich den ganzen Tag über erschöpft und es geht ihnen immer schlechter. Ihnen fehlt die Energie für soziale Kontakte und Sport.

Was macht den Unterschied aus? Warum wird Stress für manche Menschen zum Lebenselixier und für andere zum Gift? Es hängt davon ab, wie gut unser Körper auf Herausforderungen und Störungen vorbereitet ist und wie flexibel er sich anpassen kann. Eine große Rolle spielt auch, ob wir Stress grundsätzlich eher positiv oder negativ bewerten.

Wir neigen dazu, zwischen psychischem Stress und körperlicher Anstrengung zu unterscheiden. Stress raubt uns Energie und das sollte vermieden werden. Körperliche Aktivität ist wichtig, sie macht uns stark und ausdauernd. Unser Körper jedoch macht keinen Unterschied zwischen einer Prüfung und einem Sprint zum Bus – für ihn sind die Auswirkungen immer gleich. Sowohl bei körperlicher Anstrengung als auch bei mentaler Belastung kommt es zur gleichen Stressreaktion.

Tatsächlich zeigen es inzwischen auch Studien: Nicht der Stress macht uns krank, sondern die Angst, dass er uns krank machen könnte.

Die Art und Weise, wie wir mit dem Stress umgehen, ist entscheidend. Für ein wissenschaftliches Experiment wurde den Teilnehmern ein Film über Stress vorgeführt. Die eine Gruppe sah einen Film über die negativen Auswirkungen, die andere einen über die positiven Effekte. Im Anschluss fand ein simuliertes Vorstellungsgespräch statt, bei dem die Teilnehmer psychischem Stress ausgesetzt wurden. Die Teilnehmer, die den Film über die guten Seiten gesehen hatten, erlebten das Interview viel positiver als die andere Gruppe. Es war ein Unterschied, der auch messbar war: Ihre Nebennieren schütteten deutlich weniger Cortisol aus, als es bei den anderen Teilnehmern der Fall war. Dieses Ergebnis wurde auch in anderen Studien bestätigt. In einer Langzeitstudie beispielsweise wurden Teilnehmer zu ihrem Stresslevel und zu ihrer Einstellung dazu befragt. Jahre später wurde geschaut, was aus den Teilnehmern geworden ist. Bei Teilnehmern, die sich in der ersten Befragung Sorgen um ihre Gesundheit gemacht hatten, war die Sterberate höher als bei Teilnehmern mit einem ähnlichen Stressniveau und einer positiven Einstellung.

STRESS IST REINE KOPFSACHE

Wie wir uns mental in einer Situation verhalten, entscheidet, ob Stress uns beflügelt oder lähmt. Forschende schätzen, dass die meisten Menschen eine negative Einstellung zum Stress haben. Es ist also höchste Zeit, unser »Stress-Mindset« zu ändern. Nur, wie könnte das gehen? Stressige und herausfordernde Situationen sind Teil unseres Lebens. Innerhalb von Millisekunden werden die Stresshormone ausgeschüttet und unser Gehirn entscheidet, ob wir flüchten wollen oder die Herausforderung annehmen. Die Entscheidung trifft das Gehirn nicht aus dem Nichts, sondern anhand von Erfahrungen und alten Prägungen. Die Nachbetrachtung von gemachten Erfahrungen ist ein psychologisch wichtiger Vorgang. Mit den gewonnenen Erfahrungen justieren wir unser Stressmuster nach, wie ein Musikinstrument an einer Stimmgabel. Fehlschläge einzustecken oder versagt zu haben, sind nicht das Problem, sondern die Art und Weise, wie wir damit umgehen. Wir haben erst einmal keinen Einfluss auf die Stressreize, aber wir können unserem Gehirn beibringen, was es wirklich als gefährlichen Stress wahrnehmen soll und was nicht.

Sekundärer Stress ist ein weiteres Muster, dem wir aktiv entgegenwirken können. Oft stressen wir uns zusätzlich, weil wir bereits gestresst sind. Das kann die Stressreaktion noch weiter antreiben, was uns weitere Kräfte kostet, selbst wenn die Auslöser gar nicht so schlimm waren. Auch hier geht es um die Herangehensweise und die Einstellung, das Phänomen der selbsterfüllenden Prophezeiung. Wenn man ständig darüber spricht, glaubt man es am Ende tatsächlich, dass man gestresst ist.
Nur einen aufklärenden Film anzuschauen, wird aber nicht ausreichen. Schließlich wollen wir unser Gehirn so umprogrammieren, dass Stress zu unserem Freund wird. Die Erkenntnis »Stress ist gut« kann uns vor negativen Folgen bewahren – aber wie lange hält der Schutz an? Oder reicht eine positive Erfahrung aus, um an der nächsten Stressreaktion etwas zu ändern? Jeder weiß, wie schnell Einsichten verfliegen können. Dann ist die Versuchung groß, wieder in alte Stressmuster zurückzufallen. Doch es lohnt sich, dranzubleiben.
Unser Gehirn sieht nicht nur wie Knetmasse aus, es verhält sich auch so. Weil es neuroplastisch ist, kann es seine Struktur ein Leben lang ständig verändern. Alles, was wir erleben, erfahren oder lernen, hinterlässt neue Nervenverbindungen in unserem Gehirn. Diese Verbindungen können mit weiteren ähnlichen Erfahrungen und Erlebnissen gefestigt werden, aber auch mit neu gewonnenen Kenntnissen wieder geändert werden.
Stress ist also keine hormonelle Einbahnstraße, sondern hinsichtlich der Bewältigung eine Kopfsache. Man sollte sich immer mal fragen, was im schlimmsten Fall eigentlich passieren könnte. Wenn man als Perfektionist beispielsweise mal nicht 120 Prozent leistet, sondern 100 oder sogar nur 80 Prozent – welche Konsequenzen hätte es?
Wer bei diesen Fragen ein Katastrophenszenario vor Augen hat, sollte schnellstens seine Einstellung ändern. Denn an diesem Punkt entscheidet sich, ob der Stress zum Feind oder Freund wird.

Info

DRUCK MACHT WIDERSTANDSFÄHIG

Der Körper benötigt kein Leben im Schongang mit wenig Stress. Um stark und gesund zu bleiben, braucht er ständig neue Belastungsreize.

Der Philosoph Friedrich Nietzsche (1844–1900) prägte den Ausspruch: »Was uns nicht umbringt, macht uns stärker.« Dieser Satz wird gern verwendet, um Menschen in schwierigen Situationen aufzumuntern. Tatsächlich zeigt die Erfahrung, dass man nach überstandenen Herausforderungen oft gestärkt daraus hervorgeht. Stress und Druck haben eine stärkende Wirkung auf den Körper, und das ist keine Binsenweisheit, sondern aktuelle Wissenschaft. Studien haben wiederholt gezeigt, dass vorübergehender Stress und zeitweilige Mangelzustände den Körper vor Krankheiten schützen und die Lebensdauer verlängern können.

Der Widerstandsfähigkeit liegt das Prinzip der Hormesis zugrunde. Der Begriff »Hormesis« stammt aus dem Griechischen und bedeutet so viel wie »Anregung« oder »Anstoß«. Er beschreibt, was der Körper für Veränderungen braucht: einen Auslöser, der ihn vorübergehend unter Stress setzt und der zunächst nicht gesund erscheint, wie zum Beispiel eine kalte Dusche, eine Fastenkur oder ein vorübergehender Sauerstoffmangel. Erst die Reaktion, die darauf folgt, ist gesundheitsfördernd. Der Körper verbessert seine Schutzmechanismen, die weit über den aktuellen Zustand hinausgehen. Wenn die Dosis stimmt, dann nimmt sich der Körper nicht nur der akuten Anpassungen an, sondern bereitet sich gleichzeitig auf zukünftige Belastungen vor.
In verschiedenen Studien konnte immer wieder nachgewiesen werden, dass vorübergehender Stress und zeitweilige Mangelzustände den

Körper nachhaltig vor Krankheiten schützen und das Leben verlängern können. Schon der berühmte Arzt Paracelsus wusste: »Die Dosis macht das Gift.« Sein viel zitierter Satz schuf die Grundlage für die moderne Pharmakologie. Medikamente sind in der richtigen Dosierung nützlich, in zu hoher Konzentration können sie jedoch zum Gift werden. Im Umkehrschluss werden Gifte – in der richtigen Dosis – aber auch zu Heilmitteln.

Neben vielen Substanzen können auch Fastenkuren, körperliches Training, geistige Anstrengungen, seelische Herausforderungen, radioaktive Strahlung, Sauerstoffmangel, Kälte- und Wärmereize einen ähnlichen hormesischen Effekt im Körper auslösen. Für die richtige Dosierung gibt es keine Faustregel, sie ist individuell. Menschen mit heller Haut bekommen schneller einen Sonnenbrand als Menschen mit dunklerer Haut. Nicht jeder verträgt größere Mengen Brokkoli. Beim Sport entscheidet die aktuelle Kondition über die Trainingsintensität. Sport ist gesund, solange man es nicht übertreibt.

Die Hormesis ist ein Gesamtprogramm. Es reicht nicht aus, nur einzelne Stressreize herauszupicken. Selbst wenn wir ein bequemes Leben im Warmen und Trockenen führen, benötigt unser Körper den Umgang mit verschiedenen Reizen, um langfristig stark, gesund und belastbar zu sein.

Anpassungen nimmt der Körper nur vor, wenn der Reiz weder zu schwach noch zu stark ist. Die Hormesis kann nur wirken, wenn der Reiz den Körper lediglich so weit belastet, dass keine bleibenden Schäden entstehen können. Bei der richtigen Dosierung müssen wir uns von der Annahme verabschieden, dass sich die Wirkung einfach addieren lässt. Eine höhere Dosierung bedeutet nicht zwangsläufig eine stärkere Wirkung. Meist liegt die optimale Dosis im richtigen Maß.

DAS KUSCHELHORMON WIRKT MIT

Familie, Freunde und Kollegen um Hilfe zu bitten, wenn alles über den Kopf zu wachsen droht, ist keine Schwäche, sondern das beste Vorgehen. Wir bekommen Unterstützung und eine Extraportion Oxytocin. Beides entscheidet mit darüber, ob wir die Belastung positiv oder negativ wahrnehmen und ob sie uns schadet oder nutzt.

Viele kennen Oxytocin als Kuschelhormon oder, etwas wissenschaftlicher ausgedrückt, als Bindungshormon. Bei frischgebackenen Müttern festigt es die Bindung zu ihrem Baby. Ausgeschüttet wird das Hormon beim Stillen, aber auch bei engem Hautkontakt wie beim Kuscheln oder Streicheln. Mit dem Hormon möchte uns die Natur Geborgenheit und Wohlgefühl vermitteln, aber nicht nur Müttern und Kindern. Generell ist Oxytocin im Spiel, wenn es um die Bindung zu anderen Menschen geht. Der Wunsch nach Zugehörigkeit bleibt ein Leben lang bestehen. Es ist ein Bedürfnis mit langer Evolutionsgeschichte. Für unsere Vorfahren war die Gemeinschaft überlebenswichtig. In der Gruppe war es einfacher zu überleben als allein.

In Studien wurde untersucht, wie Oxytocin auf unsere Nervenzellen wirkt. Die Teilnehmer wurden empfänglicher für zwischenmenschliche Signale. Es konnte nachgewiesen werden, dass Oxytocin das Vertrauen in andere Menschen stärkt, aber auch in das eigene Handeln.

Oxytocin wirkt sich aber nicht nur auf unsere Beziehungen zu den Mitmenschen positiv aus, sondern auch auf unser Stressempfinden. Denn eigentlich ist das Kuschelhormon ein Stresshormon im positiven Sinn. In belastenden Situationen wird es vom Gehirn zur Regulierung des Blutdrucks und Cortisolspiegels freigesetzt, was die Verarbeitung der Stressreaktion entscheidend beeinflusst. Es wird vermutet, dass es von der Oxytocinausschüttung abhängt, wie wir Stress empfinden. Vieles spricht dafür, dass das Hormon maßgeblich daran beteiligt ist, ob mentaler Stress toxisch oder förderlich, also hormetisch, wirkt.

Das beste Mittel gegen Stress sind Wohlfühlmomente. Denn bei allem, was ein wohliges Gefühl in uns auslöst, ist Oxytocin im Spiel. Eine Partnerin oder ein Partner ist dafür nicht immer nötig. Beim Tanzen und Singen wird das Kuschelhormon genauso ausgeschüttet wie bei Massagen, beim Einkuscheln in eine Decke oder beim Streicheln von Tieren. Studien bestätigen eine vermehrte Freisetzung auch beim Yoga und durch Akupunkturbehandlungen. Der Oxytocinbildung nachhelfen kann man mit einem gesunden Vitamin-D- und Vitamin-C-Spiegel sowie mit ausreichend Magnesium.

DAS PRINZIP **HOFFNUNG**

Bei Stress im Alltag ist es nicht immer einfach, das richtige Maß einzuhalten. Anders als bei einer kalten Dusche lässt er sich nicht ein- und ausschalten. Wir können lernen, ihn besser zu dosieren, und uns immer wieder fragen, ob er es überhaupt wert ist, ihn über sich ergehen zu lassen. Trotzdem wird es Situationen geben, in denen wir dem Stress ausgesetzt sind. Existenziellen Stressauslösern wie Krankheit, Armut und Krieg sind wir ausgeliefert. Auch hier gibt es Unterschiede, wie Menschen eine solche Situation überstehen. Die einen brauchen psychologische Hilfe, die anderen scheinen über eine grenzenlose Stressresistenz zu verfügen. Niemand weiß, woran es liegt, dass manche Menschen in extremen Situationen keine psychischen Langzeitfolgen davontragen, aber es gibt eine Vermutung: Hoffnung.
Hoffnung nur als religiöses Konzept zu betrachten oder als bloßes Gefühl abzutun, wäre falsch. Neuere psychologische Forschungen deuten darauf hin, dass Hoffnung eine Bewältigungsstrategie ist, um mit Ungewissheit über einen langen Zeitraum umzugehen, ohne dabei die Realität zu verleugnen. Der Spruch »die Hoffnung stirbt zuletzt« beschreibt es perfekt. Hoffnung könnte der beste Schutzschild gegen negativen Stress sein, den wir haben.

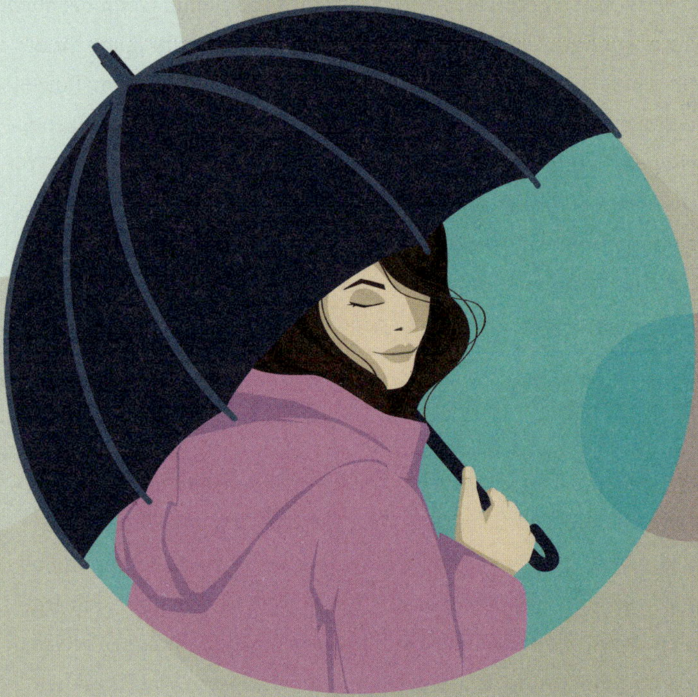

10

Die Stressresistenz erhöhen

Bleiben Sie länger gelassen! Mit einfachen Übungen, die kein Geld und nur ein bisschen Zeit kosten, oder mit einem Hypoxietraining, das schnellere Erfolge liefert.

Wie es um Ihre Stressresistenz bestellt ist, wissen Sie aufgrund des Atemanhaltetests aus dem ersten Kapitel (siehe Seite 8). Wenn Sie zu den Glücklichen gehören, die eine Atemanhaltedauer von über 30 Sekunden haben, dann bietet Ihnen der folgende Praxisteil ein Übungsprogramm, wie Sie Ihr körpereigenes Stressmanagement noch verfeinern können. Sollte Ihr Ergebnis nicht so gut ausgefallen sein, müssen Sie sich keine Sorgen machen, denn es gibt ganz einfache Möglichkeiten, die Atemanhaltedauer schnell zu verbessern. Mit den Übungen im Anschluss können Sie Ihre Stressresistenz innerhalb von 3 bis 4 Wochen stärken. Für schnellere Verbesserungen und bei gesundheitlichen Problemen lassen sich die Übungen perfekt mit einem Hypoxietraining kombinieren.

Von einem Hypoxietraining profitieren alle, die den Wunsch nach mehr Gelassenheit, erholsamerem Schlaf, weniger Kummerspeck und einer höheren Leistungsfähigkeit haben, aber auch all jene, die unter chronischen Krankheiten leiden. Wer die Kosten nicht scheut, kann sich auch ausschließlich auf das Training an einem Hypoxiegerät konzentrieren. Die Lust, mehr für den eigenen Körper zu tun, kommt später mit der zurückgewonnenen Gelassenheit meist von ganz allein. Ob Sie sich für die freien Übungen oder ein Hypoxietraining entscheiden, ist letztendlich egal. Beide verfolgen das gleiche Ziel, nur auf unterschiedlichen Wegen. Beim Hypoxietraining atmen Sie ganz entspannt sauerstoffreduzierte Luft durch eine Maske ein. Nach und nach sinkt die Sauerstoffsättigung im Blut. Bei freien Übungen geht es um die Wiederherstellung des natürlichen Verhältnisses der Atemgase. Wird der Kohlendioxidgehalt normalisiert beziehungsweise erhöht, führt dies zu einer höheren Sauerstoffaufnahme in den Zellen. Beide Methoden führen zu einer besseren Energieversorgung in den Zellen, weshalb sie auch gut kombiniert werden können.

Das Trainingsprogramm im Anschluss ist nicht besonders anstrengend. Schwitzen, wie mit schweren Gewichten in einem Fitnessstudio, müssen Sie dafür auch nicht. Nimmt man es ganz genau, dann bräuchten Sie weder die vorgeschlagenen freien Übungen noch ein Hypoxietraining zu machen. Allein schon durch eine kontinuierliche Nasenatmung und eine bewusstere Atmung werden sich Ihre Testergebnisse verbessern. Mit jedem wohldosierten Atemzug durch die Nase unterstützen Sie Ihren Körper bereits bei der Stressbewältigung. Allerdings wird Ihnen die Umstellung auf eine Nasenatmung mit den freien Übungen und den Hypoxieanwendungen viel leichter fallen. Beim Atemanhaltetest werden Sie rascher höhere Ergebnisse erzielen. Sie können also schneller von mehr Gelassenheit und Leistungsfähigkeit im Alltag profitieren. Vor allem bei gesundheitlichen Problemen sollten Sie die Atemübungen mit einem Hypoxietraining kombinieren.

ATEMÜBUNGEN GEGEN STRESS

Allein über die Atmung kann die Stressresistenz verbessert werden. Für die folgenden Übungen brauchen Sie nur die Atmung, etwas Zeit und Regelmäßigkeit. Grundsätzlich sind die Übungen einfach und wirkungsvoll. Sie lassen sich schnell erlernen und viel falsch machen kann man mit ihnen nicht. Was die Auswahl der Übungen betrifft, ist es empfehlenswert, eher weniger Übungen im Alltag umzusetzen, als sich eine größere Menge vorzunehmen. Denn es gilt die Regel: Lieber häufiger und kurz trainieren als selten und lange. Damit die Übungen wirken können, müssen sie regelmäßig durchgeführt werden.

Ob die Übungen tatsächlich wirken, wird die Überprüfung mit dem Atemanhaltetest in den nächsten 3 bis 4 Wochen zeigen. Mit ihm lässt sich auch am besten kontrollieren, ob wirklich alles richtig gemacht wurde. Die Atemanhaltedauer verlängert sich immer weiter und natürlich werden Sie es auch selbst spüren. Sie werden gelassener sein und wieder mehr Energie haben, um mit Stressoren umzugehen.

Oft ergibt sich dann auch der richtige Zeitpunkt, das Training zu steigern. Da die vorgestellten Programme aufeinander aufbauen, brauchen Sie für weitere Fortschritte keine neuen Übungen zu lernen. Mit ein paar kleinen Anpassungen können Sie sofort weitertrainieren. Was die folgenden Übungen außerdem auszeichnet: Viele von ihnen brauchen weder große Vorbereitungen noch technische Vorkehrungen oder Ausrüstung und können fast überall ausgeführt werden. Lediglich das Hypoxietraining erfordert eine gewisse Organisation. Diese Vorteile sollten genutzt werden, um im Körper immer wieder verschiedene Prozesse anzustoßen. Hier funktioniert das Prinzip »viel hilft viel«. Reservieren Sie sich jeden Tag Zeit zum Üben und nutzen Sie zwischendurch jede weitere Gelegenheit wie kurze Pausen oder Wartezeiten.

Info

DAS TRAININGSZIEL FÜR DIE ATMUNG

Mit den folgenden Programmen wird sich Ihre Atmung so verändern, dass Sie mit jedem Atemzug ruhiger und gelassener werden und in der Folge stressresistenter:

- weniger Atemzüge pro Minute
- mühelose, sanfte und ruhige Atemzüge
- kaum sichtbare Atembewegungen
- flachere Atmung bis in den Bauch
- zwischen den Atemzügen ein paar Sekunden Pause
- längere Ausatmung und kürzere Einatmung
- höherer Wert beim Atemanhaltetest
- weniger Atemlosigkeit bei körperlicher Aktivität

ANLEITUNG FÜR DIE ATEMÜBUNGEN

Damit die Übungen richtig wirken können, dürfen sie nicht zu leicht und nicht zu schwer sein. Um einer Über- oder Unterforderung vorzubeugen, werden die Übungen nach den Ergebnissen des Atemanhaltetests ausgeführt. Je nach erreichter Atemanhaltedauer gibt es ein Basisprogramm mit Beschreibungen zur Ausführung und Angaben zur Häufigkeit. Es bildet die Grundlage des Trainings. Darüber hinaus gibt es noch Extraübungen (Plus+). Sie ersetzen das Basisprogramm nicht und sind nur als Ergänzung vorgesehen. Falls Sie noch mehr Lust haben, zu üben, sollte besser auf die Extras im selben Level zurückgegriffen werden und nicht auf Übungen aus den anderen Trainingsprogrammen.

Die Übungen sind so angelegt, dass es zu einer Anreicherung von Kohlendioxid im Blut kommt. Langfristig sollten sich die Atemrezeptoren an die höhere Konzentration gewöhnen und die Atemfrequenz senken. Bereits während des Trainings kann sich der Anstieg des Kohlendioxids bemerkbar machen. Durch die Erweiterung der Blutgefäße fühlt sich der Körper oftmals wärmer an. Viele Anwender bekommen von der besseren Durchblutung rosige Wangen. Es kann vorkommen, dass sich im Mund vermehrt Speichel bildet. Das ist ein gutes Zeichen, denn es deutet darauf hin, dass der Entspannungsnerv Parasympathikus aktiv ist.

Wo es eine Wirkung gibt, können auch Nebenwirkungen auftreten. Eine Umstellung der Atmung ist eine sensible Angelegenheit. Im Körper werden verschiedene Stoffwechselprozesse angestoßen, die vorübergehend ein paar unangenehme Begleiterscheinungen mit sich bringen können. Typische Anzeichen dafür, dass im Körper etwas ausgelöst wird, sind leichte Kopfschmerzen, ein bitterer Geschmack im Mund, Appetitlosigkeit, Übelkeit, Durstgefühl, Stimmungsschwankungen und Schleimabsonderungen, wie zum Beispiel eine laufende

Nase oder vermehrter Auswurf aus der Lunge. Bei einer eher niedrigen Atemanhaltedauer treten diese Übergangssymptome häufiger auf als bei höheren Werten. Bestehende Krankheiten können sich als erste Reaktion auf die Belastung vorübergehend verschlechtern. Aus diesem Grund sollte das Training bei Schwangeren, Typ-1-Diabetikern, Menschen mit einem transplantierten Organ oder mit einem erhöhten Blutungsrisiko, wie beispielsweise bei einem Aneurysma (Arterienerweiterung), von einem Arzt oder ausgebildeten Therapeuten begleitet werden. Auch eine Schlafapnoe kann auf Dauer zu Regulationsstörungen führen.

STILLSTAND, KEIN FORTSCHRITT

Bei fast allen Menschen verlängert sich die Atemanhaltedauer nach 3 bis 4 Wochen, wenn die Übungen in der vorgeschlagenen Intensität und Dauer regelmäßig durchgeführt werden. Falls sich die Werte nicht verändern, sollte mit einem fachkundigen Arzt oder Heilpraktiker nach der Ursache gesucht werden. Häufig findet sich bei sehr niedrigen Werten eine Regulationsblockade, die mit zur allgemeinen Schwächung beiträgt.

Bei der Ursachensuche sollte als Erstes abgeklärt werden, ob ein Vitalstoffmangel vorliegt. Stille Entzündungen werden ebenfalls häufig nicht bemerkt. Welchen Einfluss sie auf die Entspannungsfähigkeit und Stressresistenz haben, zeigt sich an den ausbleibenden Fortschritten. Zähne und Zahnfleisch sind häufige Orte für versteckte Entzündungen, aber auch die Mandeln, Nasen- und Stirnnebenhöhlen. Finden Zahn- und HNO-Arzt nichts, sollte als Nächstes nach dem Darm geschaut werden.

Info

TIPPS FÜR DIE ATEMÜBUNGEN

DEN BESTEN ZEITPUNKT WÄHLEN: Die Übungen können zu jeder Tageszeit durchgeführt werden. Wichtig ist nur, dass sie nicht direkt nach einer Mahlzeit gemacht werden. Ein idealer Zeitpunkt ist, vor allem bei Einschlafstörungen, kurz vor dem Zubettgehen.

SICHER TRAINIEREN: Den Puls während der Übungen zu messen, hilft, um ein Gefühl für das Training und den eigenen Körper zu bekommen. Vor allem für Anwender mit einer niedrigen Atemanhaltedauer bietet die Messung eine gute Kontrolle. Bei einer Pulserhöhung um 30 Prozent sollte unbedingt die Trainingsintensivität gesenkt werden. Tritt plötzliches Herzklopfen auf, sollten Sie eine Pause machen oder aufhören. Tipp: Eine Pulsuhr oder einen Pulsoximeter beim Trainieren verwenden.

RICHTIG ATMEN: Wichtig ist, dass bei allen freien Übungen durch die Nase geatmet wird. Die Atmung sollte entspannt bis in die unteren Lungenbereiche fließen. Die Schultern sind immer locker. Der Brustkorb hebt und senkt sich nur wenig.

HALTUNG EINNEHMEN: Wenn Sie eine sehr niedrige Atemanhaltedauer haben (unter 10 Sekunden), können Sie die Übungen gerne im Liegen oder halb liegend in einem Sessel machen. Alle anderen Anwender sollten im Sitzen üben, wenn es keine abweichenden Angaben gibt. Die beste Sitzposition ist auf der Stuhlkante mit gerader Wirbelsäule. Der Nacken ist leicht gestreckt, das Kinn im rechten Winkel zum Hals. Die Unterarme können auf einem Tisch oder den Stuhllehnen abgelegt werden. Die Füße stehen hüftbreit nebeneinander, die Oberschenkel sollten waagerecht oder leicht abwärts zum Boden zeigen. Sind sie nach oben gerichtet, verliert das Zwerchfell an Beweglichkeit.

VORAB MESSEN: Bevor Sie beginnen, ist es sinnvoll, den Puls zu messen und den Atemanhaltetest zu machen. Atmen Sie 2 bis 3 Minuten ruhig durch die Nase ein und aus. Für einen späteren Vergleich sollten Sie sich Ihre Ergebnisse merken oder notieren.

TASCHENTUCH BEREITHALTEN: Bei der Umstellung auf Nasenatmung »läuft« die Nase häufig. Mit der Gewöhnung an die Nasenatmung verschwindet das Phänomen beim Training und im Alltag.

SANFT AUSATMEN: Bei allen Atemhalteübungen wird vor dem Luftanhalten normal tief ausgeatmet. Das reduziert den Luftgehalt in der Lunge und führt zu einem schnelleren Anstieg von Kohlendioxid im Blut. Die Atemanhaltedauer wird zwar verkürzt, aber es ermöglicht eine stärkere und schnellere Reaktion.

TRAININGSKONTROLLE DURCHFÜHREN: Wenn Sie wissen wollen, ob Sie alles richtig gemacht haben, dann wiederholen Sie den Atemanhaltetest 1 Stunde nach dem Atemtraining ohne Geräte. Die Atemanhaltedauer sollte sich nach einer Trainingszeit von 15 bis 20 Minuten im Vergleich zum Vortest um 3 bis 7 Sekunden verlängert haben. Fällt sie kürzer aus, war die Belastung zu hoch.

HINWEIS: Wenn Sie zwischenzeitlich etwas essen, verkürzt sich die Atemanhaltedauer wieder. Auch nach einem härteren körperlichen Training, fällt der Wert erst bei der nächsten Morgenmessung, also nach einer Regeneration, höher aus. Bei den meisten Menschen ist der Puls direkt nach dem Training niedriger als davor. Wenn das nicht der Fall ist, sollte er noch einmal nach 10 Minuten gemessen werden. Bleibt der Puls weiterhin erhöht, war das Training wahrscheinlich zu intensiv.

TIPP: Den Atem anzuhalten, ist am Anfang ungewohnt. Etwas leichter fällt es, wenn Sie dabei den Kopf nach rechts und links drehen, sich auf einem Tisch aufstützen, die Arme ausbreiten, sich Hände oder Ohren reiben, die Füße kreisen lassen oder einfach etwas lächeln.

Info

ERFOLGSKONTROLLE

- Ob Sie Fortschritte machen und sich Ihr Energielevel erhöht, können Sie mit dem Atemanhaltetest überprüfen. Der beste Zeitpunkt für regelmäßige Messungen ist gleich nach dem Aufwachen.
- Optimal ist, wenn Ihre Atemanhaltewerte nach dem Aufwachen und tagsüber in etwa gleich lang sind. Oft sind die Werte am Morgen etwas schlechter als der während des Tages ermittelte Bezugswert. Eine Verkürzung von weniger als 3 Sekunden kann noch als normal bewertet werden. Leider ist die Atemanhaltedauer bei vielen Menschen morgens um mehr als die Hälfte reduziert.
- Eine Atemanhaltedauer von unter 20 Sekunden am Morgen zeigt, dass die Schlafqualität noch nicht optimal ist. Es wird zu viel durch den Mund geatmet und geschnarcht. Schon eine halbe Stunde Schnarchen kann das Ergebnis beeinflussen. Je mehr die Atemanhaltedauer vom Morgen mit der während des Tages übereinstimmt, umso weniger wird geschnarcht.
- Am Anfang ist es sinnvoll, den Atemanhaltetest zusätzlich vor und nach den Übungen im Praxisteil zu machen. Nach einer Trainingsdauer von 15 bis 20 Minuten verlängert sich die Atemanhaltedauer um 3 bis 7 Sekunden, wenn alles richtig gemacht wurde. Niedrigere Werte nach dem Training sind ein Zeichen dafür, dass die Intensität zu hoch war.

TIPP: Der beste Zeitpunkt für die zweite Messung ist etwa 1 Stunde nach dem Training.

TRAININGSPROGRAMME ATEMÜBUNGEN

Level 1 Unter 10 Sekunden

Mit diesem Trainingsprogramm können Sie viel erreichen, wenn Sie sich ausreichend Zeit nehmen. Im Gegensatz zu den anderen Levels müssen Sie bei dieser erreichten Atemanhaltedauer besonders vorsichtig vorgehen. Eine Anhebung der Stressresistenz ist nur möglich, wenn Sie sich ohne Anspannung und Druck Ihrer Atmung widmen. Steigen Sie in Ihrem eigenen Tempo in das Programm ein und tasten Sie sich langsam an die einzelnen Übungen heran. Es ist wichtiger, dass Sie beim Training immer entspannt bleiben, anstatt alle Aufgaben und Angaben gleich perfekt erfüllen zu wollen. Seien Sie achtsam: Sobald Sie merken, dass Sie sich anstrengen müssen, beenden Sie die Trainingseinheit sofort. Sie werden trotzdem nach und nach besser mit Stress umgehen können, vor allem wenn Sie außerhalb des Trainings häufiger durch die Nase atmen. In Ihrem Fall ist die Umstellung auf eine durchgehende Nasenatmung erst einmal viel wichtiger als die vollständige Durchführung der Übungen.
Gehen Sie es entspannt an, sammeln Sie Erfahrungen mit diesem Programm. Wenn Sie allerdings feststellen, dass es zu keinen weiteren oder gar keinen Veränderungen kommt, dann sollten Sie über weitere Maßnahmen nachdenken. Bei verschiedenen gesundheitlichen Problemen reicht ein Ansatz wie dieses Trainingsprogramm nicht aus. Häufig liegt bei einer sehr niedrigen Atemanhaltedauer ein Vitalstoffmangel, eine Belastung mit Umweltgiften, Hormonstörungen oder eine chronische Entzündung vor. Leider genügt für die Abklärung selten ein normaler Bluttest. Außerdem brauchen Sie einen Arzt oder

Heilpraktiker, der sich mit dem Zellstoffwechsel auskennt. Fachliche Unterstützung sollten Sie auch bei einem Hypoxietraining haben.

Basisprogramm Level 1

1. Übung (4-mal am Tag)

Ausführung: Die Übung führen Sie im Sitzen durch. Atmen Sie durch die Nase ein und machen eine kurze Atempause. Halten Sie sich dafür bei Bedarf die Nase mit den Fingern zu. Atmen Sie durch die Nase aus und summen Sie dabei. Dann machen Sie wiederum eine kurze Atempause. Sie atmen die ganze Zeit nur über die Nase.
Dauer/Rhythmus: 2 Minuten in diesem Rhythmus
Wirkung: Mit Atempausen gewöhnen Sie Ihr Atemzentrum daran, mehr Kohlendioxid zu tolerieren. Langfristig sinkt Ihre Atemfrequenz. Durch das Summen werden der Parasympathikus und die Stickstoffoxidproduktion angeregt.
Fehlerquellen: Die Luft wird zu lange angehalten, wodurch die Atmung wieder tiefer wird. Die Atempause sollte nur so lange andauern, wie sie sich angenehm anfühlt.

2. Übung (4-mal am Tag)

Ausführung: Setzen Sie sich für diese Übung am besten auf eine Stuhlkante, dann können Sie leichter aufrecht mit geradem Rücken sitzen. Legen Sie Ihre Hände beidseitig auf die unteren Rippenbögen. Jetzt atmen Sie langsam aus und ein. Versuchen Sie, die Luft bis tief in die Lungen zu ziehen. Nehmen Sie vollere, aber seltenere Atemzüge. Spüren Sie an Ihren Händen, wie sich Ihre Rippen bei der Einatmung nach außen bewegen und bei der Ausatmung nach innen. Ihre Atmung sollte während der Übung lautlos sein, also die Strömung der Luft sollte kaum hörbar sein. Sie atmen die ganze Zeit nur über die Nase.

Dauer/Rhythmus: 4 Minuten in diesem Rhythmus
Wirkung: Mit der Übung trainieren Sie Ihr Zwerchfell, verbessern die Sauerstoffversorgung im Körper und Ihre Körperhaltung.

3. Übung (2-mal am Tag)

Ausführung: Setzten Sie sich aufrecht auf einen Stuhl. Atmen Sie ein paar Atemzüge normal durch die Nase. Nach dem Ausatmen verschließen Sie Ihre Nase für 2 bis 5 Sekunden mit den Fingern. Öffnen Sie Ihre Nase wieder und atmen für 10 bis 15 Sekunden normal durch die Nase, dann verschließen Sie Ihre Nase erneut. Während der Übung atmen Sie nur über die Nase, der Mund bleibt geschlossen.
Dauer/Rhythmus: 3 bis 5 Minuten in diesem Rhythmus
Wirkung: Die erhöhte Atemfrequenz wird gesenkt. Die Übung kann auch im Notfall genutzt werden: Sie beruhigt die Atmung und reduziert die Stressreaktion.

Plus+

Ausführung: Führen Sie die Übung 3 im Gehen durch. Während Sie sich die Nase für 2 bis 5 Sekunden mit den Fingern zuhalten, gehen Sie 5 bis 10 Schritte, dann halten Sie an, öffnen wieder Ihre Nase und atmen im Stehen für 30 Sekunden normal durch die Nase. Während der Übung atmen Sie nur über die Nase, der Mund bleibt geschlossen.
Dauer/Rhythmus: 4 Minuten in diesem Rhythmus
Wirkung: Mit der Übung trainieren Sie Nasenatmung bei körperlicher Aktivität. Außerdem wird die erhöhte Atemfrequenz gesenkt.

EXTRA: DIE KRAFT DER MUSIK

Gut ausgewählte Musik trägt dazu bei, Stress abzubauen und zu entspannen. Studien belegen, dass sie den Blutdruck senken, Stresshormone wie Cortisol reduzieren und die Schlafqualität verbessern kann. Unsere Stimmung bessert sich, weil Musik das Belohnungssystem in unserem Gehirn stimuliert. Laut Studien kann Musikhören die Ausschüttung von Dopamin erhöhen. Dieser Neurotransmitter wird mit positiven Gefühlen in Verbindung gebracht. Außerdem zeigten Forschungsergebnisse, dass die Kreativität, die Konzentration und die Fähigkeit, Lösungen für Probleme zu finden, verbessert wurden.
Nach allem, was bis jetzt bekannt ist, besitzt klassische Musik die größte Heilkraft. Eine besonders gute Wirkung haben die Werke von Komponisten wie Bach, Mozart, Haydn oder Beethoven. Der symmetrische Aufbau ihrer Werke und der nahezu völlige Verzicht auf dissonante Klänge scheinen besser auf Körper und Seele zu wirken als Musikrichtungen mit Dissonanzen und unvorhersehbaren Melodie- und Harmonieverläufen.

Klassik versus Heavy Metal

Beim Hören von Heavy-Metal-Musik finden sich in einigen Studien Hinweise, dass sich die Aktivität des vegetativen Nervensystems verringert. Insbesondere unter dem Einfluss von »Bang-Bang-Musik« kommt es beim Parasympathikus zu einer Abnahme seiner Aktivität. Bei klassischer Musik nimmt der Einfluss des Sympathikus ab und der des Paraysympathikus zu.
Für die Wirkung der Musik braucht es keine aufwendigen Kompositionen. Ein einfaches Kinderlied oder nur Om-Gesang genügen. Sobald wir die Einschlafmelodien aus unserer Kindheit hören, fühlen

wir uns auch noch als Erwachsene geborgen. Das Singen von Om, das viele bestimmt aus der Yogastunde kennen, wirkt laut Studien positiv auf das limbische System im Gehirn. Es steuert einen Teil unserer Verhaltensweisen, wie Antrieb und intellektuelle Leistung, und die Verarbeitung unserer Emotionen.

Om-Gesang für den Vagus

Der Gesang von Om wird in vielen Kulturen als heilende Kraft angesehen. Die Wirkung setzt auch ohne Glaubensbekenntnis ein. In einer Studie wurde das Singen von Om mit dem stimmlosen S-Laut verglichen. Der Hauptunterschied besteht darin, dass die Buchstaben O und M die Stimmbänder zum Vibrieren bringen und eine Resonanz im Hals und um die Ohren erzeugen. Eine entspannende Wirkung hat das Tönen, weil es den Entspannungsnerv Vagus stimuliert. Er verläuft durch das Innenohr und den Kehlkopf. Durch die verlängerte Ausatmung wird der Effekt noch verstärkt.

Om-Singen hat eine entladende Wirkung auf das Gehirn. Zwanghaftes Denken und Wollen werden zurückgedrängt. Einfaches Summen oder Brummen bringen ebenfalls Brust, Hals und Ohren zum Vibrieren. Musik ist selbstverständlich auch Geschmackssache. Letztendlich muss jeder für sich herausfinden, bei welcher Musik eine Entspannung möglich ist. Bei Stress kann es manchmal auch eine Musikart sein, die unter »normalen« Bedingungen eher nicht gehört wird. Typische Entspannungs- oder Meditationsmusik ist mitunter nicht jedermanns Sache. Am besten probieren Sie es aus und schauen, welche Musik Sie entspannt. Vielleicht stoppt Ihr Gedankenkarussell beim Hören von Chören oder bei irischer Volksmusik. Stücke mit anspruchsvollen Rhythmen oder einem Schlagzeug werden oftmals als zu fordernd empfunden. Das Herz versucht im Takt mitzuschlagen, was eher zu Stress als zu Entspannung führt. Deshalb: Wer es genau wissen möchte, beobachtet seinen Herzschlag beim Musikhören.

Level 2 10 bis 25 Sekunden

Die Empfehlungen dieses Trainingsprogramms richten sich danach, mit welcher persönlichen Atemanhaltedauer Sie in diesem Level beginnen. Sie teilen sich in zwei Unterkategorien – in eine mit Werten unter 20 Sekunden und in eine über 20 Sekunden.
Bei Werten unter 20 Sekunden ist die Erholungsfähigkeit oft zu gering. Es besteht das Risiko, sich zu überfordern. Gerade das anfängliche Verlangen, den Leidensdruck zu verringern, oder die ersten Erfolge einer besseren Stressresistenz können bei einer Atemanhaltedauer unter 20 Sekunden dazu verleiten, sich zu überfordern. Das Verhältnis zwischen Anspannung und Entspannung muss jedoch ausgewogen sein. Ein Atemanhaltetest am Morgen oder eine regelmäßige Messung der Herzratenvariabilität helfen, das richtige Maß zu finden.
Gehen Sie es langsam an. Konzentrieren Sie sich auf eine kontinuierliche Nasenatmung. Wenn Sie sich jetzt die Zeit nehmen und sorgsam vorgehen, können Sie die Weichen für mehr Gelassenheit in den nächsten Jahren stellen.
Alle Anwender mit Werten über 20 Sekunden können mit einem leichten sportlichen Training beginnen. Auch wenn es schwerfällt: Beginnen Sie trotzdem mit Bedacht. Ihre frühere Leistungsfähigkeit ist für einen Neustart nicht der richtige Maßstab. Was im Alter von 18 Jahren wie selbstverständlich möglich war, ist mit Anfang 40 nur mit entsprechender Vorbereitung machbar. Atmen Sie konstant durch die Nase, um nicht der Versuchung zu erliegen, sich zu überfordern. Die Beibehaltung der Nasenatmung ist der beste Gradmesser für Ihre sportlichen Aktivitäten. Sobald Sie nicht mehr durch die Nase atmen können, ist die Belastung zu hoch. Am Anfang wird es nicht einfach sein. Aber wenn Sie durchhalten, können Sie dank Ihrer Nase wieder an frühere Leistungen anknüpfen.

Basisprogramm Level 2

1. Übung (4-mal am Tag)

Ausführung: Die Übung führen Sie im Sitzen durch. Atmen Sie durch die Nase ein, machen Sie 5 Sekunden Atempause. Halten Sie sich dafür bei Bedarf die Nase mit den Fingern zu. Atmen Sie durch die Nase aus und summen Sie dabei. Dann machen Sie anschließend wieder 5 Sekunden Atempause. Wiederholen Sie den Ablauf 3 Minuten lang. Dann steigern Sie die Übung, indem Sie 6 Sekunden den Atem anhalten beziehungsweise die Nase verschließen. Sie atmen die ganze Zeit nur über die Nase.

Dauer/Rhythmus: 2-mal 3 Minuten lang im jeweiligen Rhythmus

Wirkung: Mit Atempausen gewöhnen Sie Ihr Atemzentrum daran, mehr Kohlendioxid zu tolerieren. Durch das Summen werden der Parasympathikus und die Stickstoffoxidproduktion angeregt.

Fehlerquellen: Die Luft wird zu lange angehalten, wodurch die Atmung wieder tiefer wird.

2. Übung (4-mal am Tag)

Ausführung: Setzen Sie sich für diese Übung am besten auf eine Stuhlkante, dann können Sie besser aufrecht mit geradem Rücken sitzen. Stellen Sie sich vor, Ihr Kopf würde von einem Faden am Scheitelpunkt nach oben gezogen. Legen Sie Ihre Hände beidseitig auf die unteren Rippenbögen. Jetzt atmen Sie 4 Sekunden ein und 6 Sekunden aus. Versuchen Sie, die Luft bis tief in die Lungen zu ziehen. Spüren Sie an Ihren Händen, wie sich Ihre Rippen bei der Einatmung nach außen bewegen und bei der Ausatmung nach innen. Sie atmen die ganze Zeit nur durch die Nase. Ihre Atmung sollte während der Übung lautlos sein.

Hinweis: Wenn Ihre Atemanhaltedauer bei 15 Sekunden liegt, beginnen Sie die Übung mit 3 Sekunden für die Einatmung und 3 Sekunden für die Ausatmung. Tasten Sie sich langsam an das vorgeschlagene

Verhältnis von 4 Sekunden für die Einatmung und 6 Sekunden für die Ausatmung heran.
Alternative: Sie atmen 5 Sekunden ein und 5 Sekunden aus.
Dauer/Rhythmus: 4 Minuten lang in diesem Rhythmus
Wirkung: Mit der Übung trainieren Sie Ihr Zwerchfell und verbessern die Sauerstoffversorgung im Körper. Durch das Summen aktivieren Sie zusätzlich den Parasympathikus.
Fehlerquellen: Die Luft wird zu lange angehalten, wodurch die Atmung wieder tiefer wird.

3. Übung (2-mal am Tag)

Ausführung: Setzen Sie sich aufrecht auf einen Stuhl. Atmen Sie ein paar Atemzüge normal durch die Nase. Nach dem Ausatmen verschließen Sie Ihre Nase für 4 bis 8 Sekunden mit den Fingern. Öffnen Sie Ihre Nase wieder und atmen für 10 bis 15 Sekunden normal durch die Nase, dann verschließen Sie Ihre Nase erneut. Während der Übung atmen Sie nur über die Nase, der Mund bleibt geschlossen.
Dauer/Rhythmus: 3 bis 5 Minuten lang in diesem Rhythmus
Wirkung: Die erhöhte Atemfrequenz wird gesenkt. Die Übung kann auch im Notfall genutzt werden: Sie beruhigt die Atmung und reduziert die Stressreaktion.

Plus+

Ausführung: Führen Sie die Übung 3 im Gehen durch. Während Sie sich die Nase für 4 bis 8 Sekunden mit den Fingern zuhalten, gehen Sie 5 bis 10 Schritte, dann halten Sie an, öffnen wieder Ihre Nase und atmen im Stehen für 30 Sekunden normal durch die Nase. Während der Übung atmen Sie nur über die Nase, der Mund bleibt geschlossen.
Dauer/Rhythmus: 4 Minuten lang in diesem Rhythmus
Wirkung: Mit der Übung trainieren Sie Nasenatmung bei körperlicher Aktivität. Außerdem wird die erhöhte Atemfrequenz gesenkt.

EXTRA: DAS ANTISTRESSMINERAL

Kein anderer Mineralstoff macht uns widerstandsfähiger gegen Stress als Magnesium. Es beruhigt und stärkt unser Nervensystem gleichermaßen. Aber das ist nicht seine einzige Aufgabe: Magnesium ist an über 300 Stoffwechselfunktionen beteiligt. Wenn es ausreichend vorhanden ist, werden die Muskeln entspannt, das Herz schlägt ruhiger und wir schlafen besser ein und durch. Magnesium macht uns ausgeglichen, wach und leistungsfähig am Schreibtisch sowie beim Sport. Durch das Magnesium läuft unsere Energiegewinnung erst so richtig auf Hochtouren. Die Leistungsfähigkeit unserer Zellkraftwerke, die Mitochondrien, hängt vom Magnesiumspiegel ab. Wenn wir nicht ausreichend mit Magnesium versorgt sind, entsteht ein Energiemangel, weil die Mitochondrien dann weniger vom Treibstoff Adenosintriphosphat (ATP) produzieren können. Magnesium ist nicht lebenswichtig, aber ein Mangel »stresst« noch zusätzlich. Im schlimmsten Fall kann ein Magnesiummangel sogar dazu führen, dass sich die Anzahl der Mitochondrien halbiert. Denn Magnesium ist auch Bestandteil eines Enzyms, das für die Vermehrung des mitochondrialen Erbgutes verantwortlich ist. Fehlt es, können sich die kleinen Zellkraftwerke nicht vermehren.

Stress ist ein Magnesiumräuber

Bei Stress verbraucht der Körper besonders viel Magnesium. Der höhere Bedarf kann von vielen Menschen nicht gedeckt werden, weil sie auch ohne Belastung einen zu niedrigen Magnesiumspiegel haben. Studien gehen davon aus, dass 50 bis 75 Prozent der Bevölkerung nicht ausreichend Magnesium über ihre Nahrung aufnehmen. Es steckt in Vollkornprodukten, Hülsenfrüchten, Blattgemüse und

Nüssen. Leider schaffen die meisten von uns, nur etwa die Hälfte des täglichen Bedarfs abzudecken. Schuld sind magnesiumarme Böden, die für einen niedrigen Gehalt in Obst und Gemüse sorgen, und unsere Ernährungsweise. Eine Ernährung mit zu viel und falschen Fetten verhindert die Magnesiumaufnahme im Darm. Genauso können zu viele phosphathaltige Softdrinks die Aufnahme behindern – ein Grund, warum Jugendliche oft unruhig und genervt sind. Salz und Alkohol hingegen sorgen für eine erhöhte Magnesiumausscheidung über die Niere. Ein Gläschen Wein kann uns bis zu 50 Milligramm Magnesium kosten.

Kraftquelle für Stressgeplagte

Den Magnesiumspiegel kann man im Blut bestimmen, aber lediglich 1 Prozent der Gesamtmenge schwimmt im Blut, der Rest befindet sich in den Zellen. Das Ergebnis der gängigen Bestimmung aus dem Blutserum gibt deshalb nur eine Tendenz wieder.

Die Magnesiumeinnahme ist unkompliziert und kann auch ohne Bluttest ausprobiert werden. Überdosierungen gibt es selten, denn bevor es zu viel wird, bekommt man meist Durchfall. Auch bei der Auswahl von Präparaten kann man wenig falsch machen. Unterschiede bei den Präparaten gibt es nur hinsichtlich der Magnesiumverbindungen, wie zum Beispiel Magnesiumcitrat, Magnesiumgluconat oder Magnesiumorotat. Wie sie vom Körper aufgenommen werden, ist individuell verschieden. Probieren Sie einfach aus, welches Präparat am besten wirkt und angenehm einzunehmen ist.

Etwa 5 Milligramm Magnesium pro Kilogramm Körpergewicht beziehungsweise 300 bis 400 Milligramm am Tag kann fast jeder Mensch schon in »normalen« Zeiten gebrauchen. Um Verlusten vorzubeugen, ist es ratsam, Mengen über 300 Milligramm über den Tag verteilt einzunehmen. Stressgeplagte sollten für einen besseren Schlaf einen Teil der Magnesiumgabe einnehmen, bevor sie zu Bett gehen.

Level 3 25 bis 40 Sekunden

Mit Werten in diesem Bereich heben Sie sich vom Durchschnitt ab. Da das Verhältnis Ihrer Leistungs- und Entspannungsfähigkeit ausgeglichen ist, lässt es sich relativ einfach noch weiter ausbauen. Je schneller Ihr Nervensystem zwischen beiden Zuständen hin- und herwechseln kann, umso schneller kann sich Ihr Körper nach Belastungen wieder erholen und Energie später erneut aufbauen. Die verbesserte Regulation wirkt sich auf Ihre Leistungsfähigkeit aus, verlangsamt Alterungsprozesse und erhöht die Regenerationsfähigkeit. Für alle Anwender über 40 Jahre ist es der beste Schutz gegen typische Zivilisationskrankheiten wie Herz-Kreislauf-Erkrankungen oder Bluthochdruck.
Bei einer Atemanhaltedauer bis etwas über 30 Sekunden gibt es keine besonderen Empfehlungen oder Einschränkungen. Solange immer durch die Nase geatmet wird, kann fast nichts falsch gemacht werden. Der Rat zur konstanten Nasenatmung richtet sich vor allem an Bewegungs- und Sportbegeisterte. Sie sind dazu aufgerufen, während ihres normalen Trainings ihre Atmung zu beobachten. Wenn Sie nicht durchgehend durch die Nase atmen können, sollten Sie Ihre Leistung vorübergehend so weit absenken, bis es Ihnen möglich ist. Dies mag zwar wie ein Rückschritt erscheinen, aber nach der Umstellung wird dieser Schritt mit einer deutlichen Leistungssteigerung belohnt.
Nähert sich Ihre Atemanhaltedauer immer mehr 40 Sekunden an, können Sie in Ihr Training Belastungsspitzen einbauen. Bei den freien Atemübungen dürfen Sie zwischendurch auch einmal mit maximalen Atempausen zwischen den Atemzügen arbeiten. Ähnliches gilt für den Sport. Gehen Sie immer wieder an Ihre körperlichen Leistungsgrenzen. Fordern Sie Ihren Körper heraus, bei einer langen Atemanhaltedauer ist Anstrengung erlaubt. Der Atemanhaltetest darf danach schlechter ausfallen, sollte sich aber am nächsten Morgen wieder normalisiert haben.

Basisprogramm Level 3

1. Übung (4-mal am Tag)

Ausführung: Die Übung führen Sie im Sitzen durch. Atmen Sie 5 Sekunden durch die Nase ein, machen Sie 5 Sekunden Atempause. Halten Sie sich dafür bei Bedarf die Nase mit den Fingern zu. Dann atmen Sie 5 Sekunden summend durch die Nase aus und machen wieder eine Atempause von 5 Sekunden. Steigern Sie die Dauer der Phasen um jeweils 1 Sekunde. Sie atmen die ganze Zeit nur über die Nase.
Dauer/Rhythmus: Die Dauer der Ein- und Ausatmung sowie der Atempausen zwischen den Atemvorgängen werden nach jedem Atemzug 3-mal um 1 Sekunde (also bis 8 Sekunden) verlängert. Nach einer kurzen Pause den Zyklus 2- bis 3-mal wiederholen.
Wirkung: Mit den Atempausen gewöhnen Sie Ihr Atemzentrum daran, mehr Kohlendioxid zu tolerieren. Durch das Summen werden der Parasympathikus und die Stickstoffoxidproduktion angeregt.

2. Übung (4-mal am Tag)

Ausführung: Setzen Sie sich bequem hin. Atmen Sie ein paar Atemzüge entspannt durch die Nase. Nach dem Ausatmen verschließen Sie mit dem Daumen der rechten Hand das rechte Nasenloch und atmen durch das linke ein. Dann verschließen mit dem Zeigefinger der rechten Hand das linke Nasenloch und atmen über das rechte aus und wieder ein, bevor Sie das rechte Nasenloch wieder mit dem Daumen verschließen und über das linke Nasenloch wieder ausatmen.
Tipp: Immer bei der Ausatmung findet der Wechsel zwischen den Nasenlöchern statt.
Dauer/Rhythmus: 5 Minuten in diesem Rhythmus
Wirkung: Die Wechselatmung wirkt harmonisierend auf den Körper, sie verbindet die rechte und linke Körperhälfte, beruhigt die Nerven und verbessert die Lungenkapazität.

Fehlerquelle: Wenn der Wechsel zwischen den Nasenlöchern noch nicht perfekt abläuft, kann Kurzatmigkeit auftreten.

3. Übung (2-mal am Tag)

Ausführung: Machen Sie einen kleinen Spaziergang möglichst in einem ebenen Gelände. Gehen Sie ein paar Schritte und prüfen Sie, ob Sie nur durch die Nase atmen können. Atmen Sie ganz entspannt ein paar Atemzüge ein und aus. Dann halten Sie nach dem Ausatmen die Luft so lange an, wie es für Sie angenehm ist. Gehen Sie während des Luftanhaltens weiter und zählen Sie Ihre Schritte. Danach machen Sie etwa 6 bis 10 Schritte bei normaler Atmung und halten erneut die Luft an.
Dauer/Rhythmus: insgesamt den Atem 10-mal während des Gehens anhalten
Wirkung: eine verbesserte Atemeffizienz bei körperlicher Aktivität sowie eine Kräftigung der Atemmuskulatur
Fehlerquelle: Wenn der Atem zu lange angehalten wird, wird die Atmung wieder tiefer.

Plus+

Ausführung: Setzen Sie sich bequem hin und atmen ein paarmal entspannt durch die Nase. Dann beginnen Sie im 2-Minuten-Takt Ihren Atem zu rhythmisieren. 2 Minuten lang atmen Sie immer wieder für 3 Sekunden ein, für 3 Sekunden aus und machen für 3 Sekunden eine Atempause. Halten Sie sich dafür bei Bedarf die Nase mit den Fingern zu. Dann verlängern Sie die Dauer. Für weitere 2 Minuten atmen Sie für 4 Sekunden ein, für 4 Sekunden aus und machen eine Atempause von 4 Sekunden. Als Letztes verlängern Sie die Dauer auf jeweils 5 Sekunden für die Ein- und Ausatmung sowie für die Atempause.
Dauer/Rhythmus: jeweils 2 Minuten in einem Rhythmus
Wirkung: Mit der Dreiecksatmung wird der Entspannungsnerv Vagus stimuliert.

EXTRA:
DÜFTE ZUM RELAXEN

Gerüche wahrzunehmen, können wir nicht unterdrücken. Unsere Nase arbeitet Tag und Nacht. Sie hat 20 Millionen Riechzellen, die über Nervenfasern mit dem Riechhirn verbunden sind. Schwedische Forscher fanden heraus, dass die Zellen des Riechkolbens in wenigen Hundert Millisekunden auf Gerüche reagieren. Bei Gerüchen, die vom Gehirn als unangenehm oder gefährlich eingestuft werden, tritt die Reaktion sogar noch um ein Vielfaches schneller ein. Die Forscher schlussfolgerten aus der blitzschnellen Reaktion, dass die Bewertung im Gehirn bereits vorgenommen wird, bevor wir den Geruch bewusst als angenehm oder unangenehm wahrnehmen.
Vermutlich sind es frühere Erfahrungen mit Gerüchen und biologische Prägungen, die bei der Bewertung eine Rolle spielen. Unsere Vorliebe für Vanille beispielsweise wird uns in die Wiege gelegt. Muttermilch duftet nach Vanillin. Untersuchungen haben gezeigt, dass der Vanilleduft beruhigt, die Stimmung aufhellt und gegen Angst und Stress wirkt. Auch Schokolade verbinden viele Menschen mit glücklichen Momenten. Forscher fanden heraus, dass die gedankliche Vorstellung von Schokolade schon eine Empfindung von Glück in unserem Gehirn auslöst. Der Schokoladenduft selbst erhöht die Hirnströme, die sowohl entspannen als auch anregen können.

Duftöle gegen Stressfolgen

Die Wirkung auf unsere Gefühlswelt tritt ein, weil der Riechkolben mit dem limbischen System im Gehirn verbunden ist. Das limbische System ist für unsere Emotionen und Verhaltensweisen verantwortlich. Die positive Wirkung von ätherischen Ölen auf die Stimmung und Gefühle ist also keine Einbildung, sondern physiologisch erklär-

bar und wurde schon von vielen Studien bestätigt. Laut Studien sind Lavendel- und Rosenholzöl die Spitzenreiter der stresslindernden Düfte. Sie heben die Stimmung, reduzieren die Stresssymptome und sorgen für erholsamen Schlaf. Eine beruhigende Wirkung haben außerdem die ätherischen Öle aus Koriander, Zitronen und Bergamotte. Neben Lavendel verbessern Sandelholz und Mandarine die Schlafqualität. Letztendlich hängt die Wahl des passenden ätherischen Öls von den eigenen Vorlieben ab. Denn Duftvorlieben sind sehr individuell: Was den einen entspannt, macht den anderen verrückt. Am besten die eigene Nase entscheiden lassen.
Ätherische Öle wirken hauptsächlich über den Geruchssinn. Die Nase ist zwar unser liebstes Riechorgan, aber wir »riechen« auch mit der Haut und einigen Organen. In mindestens 20 verschiedenen menschlichen Geweben konnten Duftrezeptoren gefunden werden.

Ätherische Öle in der Praxis

Um einen Raum zu beduften, sind Duftlampen beliebt, bei denen außer Licht auch Düfte verbreitet werden. Alternativ kann man auch ein paar Tropfen Duftöl auf ein Tuch geben, daran riechen und dabei tief einatmen. Eine unverdünnte Anwendung auf der Haut ist weder notwendig noch empfehlenswert. Für ein Körper- oder Massageöl mischt man 100 Milliliter Pflanzenöl, wie zum Beispiel Mandel- oder Jojobaöl, mit 15 bis 20 Tropfen ätherischem Öl. Wenn man ätherische Öle für ein Bad verwenden möchte, müssen die wasserunlöslichen Öle zuerst mit einer Trägersubstanz wie Sahne oder Honig vermischt werden. Für ein Vollbad reichen etwa fünf bis sieben Tropfen Öl.
Was am besten wirkt, ist wissenschaftlich noch nicht endgültig geklärt. Mal schneiden Inhalationen besser ab, mal Massagen. Von Bedeutung ist, dass 100 Prozent naturreine Öle verwendet werden. Sie sind teurer, aber unser Körper reagiert am besten auf sie. Höchste Qualität haben Öle aus kontrolliert biologischem Anbau oder Wildsammlung.

Level 4 Über 40 Sekunden

Wenn Sie eine Atemanhaltedauer von über 40 Sekunden erreichen, dann sind das für viele Menschen absolute Traumwerte. Sie kommen allerdings eher selten vor. Für diesen Wertebereich gibt es fast keine Trainingsempfehlungen. Sie machen schon vieles richtig und brauchen keine Motivation. Für Ihre Gesundheit und Fitness sind Sie schon ausreichend aktiv. Da Sie sich in vielen Lebensbereichen auf Ihre gute geistige und körperliche Leistungsfähigkeit verlassen können, passiert es jedoch mitunter, dass den Erholungsphasen zu wenig Bedeutung beigemessen wird. Hinzu kann das ehrgeizige Streben nach noch mehr Leistung kommen. Weil der Körper nicht sofort Schwächen zeigt, verleitet er seinen Besitzer dazu, ihn immer weiter zu fordern. Vor allem jüngere Menschen gönnen ihrem Körper oft nicht die erforderlichen Auszeiten. Die hohe Regenerationsfähigkeit kann diese Versäumnisse lange Zeit puffern, bevor der Energielevel allmählich sinkt. Neben dem Atemanhaltetest hilft die Messung der Herzratenvariabilität, einer Überlastung frühzeitig vorzubeugen.

Sie können Ihren Körper gerne fordern, aber gehen Sie nicht einseitig vor. Setzen Sie sportlich weder nur auf Muskelaufbau noch ausschließlich auf Ausdauertraining. Kombinieren Sie beide Trainingsformen. Egal, für welche Sportart Sie sich begeistern, Trainingseinheiten für eine bessere Beweglichkeit, Elastizität, Stabilität und Kräftigung sollten immer ein fester Bestandteil sein. Mit Ihren guten Werten können Sie sich an besonders intensive Trainingsformen und -bedingungen heranwagen, wie beispielsweise Zirkeltraining, Crossfit, Boxen, Apnoetauchen oder Hot Yoga. Sie können die Regulationsfähigkeit Ihres Körpers noch zusätzlich trainieren, beispielsweise mit Atemübungen, die den Sympathikus anregen, Intervallfasten mit Sporteinheiten sowie Eisbädern ohne oder im Wechsel mit Saunagängen.

Basisprogramm Level 4

1. Übung (4-mal am Tag)

Ausführung: Atmen Sie 8 Sekunden durch die Nase ein und machen Sie 8 Sekunden Atempause. Halten Sie sich dafür bei Bedarf die Nase mit den Fingern zu. Atmen Sie 8 Sekunden summend durch die Nase aus und machen wieder eine Pause von 8 Sekunden. Dann steigern Sie die Dauer der Phasen um jeweils 1 Sekunde. Während der Übungen atmen Sie nur durch die Nase, der Mund bleibt geschlossen.
Dauer/Rhythmus: Die Dauer der Ein- und Ausatmung sowie die Atempausen zwischen den Atemvorgängen werden nach jedem Atemzug 3-mal um 1 Sekunde (also bis 11 Sekunden) verlängert. Nach einer kurzen Pause den Zyklus 3- bis 4-mal wiederholen.
Wirkung: Mit den Atempausen gewöhnen Sie Ihr Atemzentrum daran, mehr Kohlendioxid zu tolerieren. Durch das Summen werden der Parasympathikus und die Stickstoffoxidproduktion angeregt.

2. Übung (4-mal am Tag)

Ausführung: Atmen Sie entspannt durch die Nase ein und aus, dann verschließen Sie mit einem Finger ein Nasenloch. Über das offene Nasenloch atmen Sie 4 Sekunden ein und 6 Sekunden aus. Nach 3 Minuten öffnen Sie das verschlossene Nasenloch und verschließen das zuletzt genutzte. Dann für 3 Minuten durch das jetzt offene Nasenloch vier Sekunden einatmen und 6 Sekunden ausatmen.
Dauer/Rhythmus: 3 Minuten pro Nasenloch in diesem Rhythmus
Wirkung: Durch die Einschränkung erschweren Sie die Sauerstoffaufnahme und Kohlendioxidabgabe. Der Körper gewöhnt sich an mehr Kohlendioxid im Blut und senkt die Atemfrequenz.
Fehlerquellen: Die Luft wird zu lange angehalten, wodurch die Atmung wieder tiefer wird.

Übung 3 (2- bis 4-mal am Tag)

Ausführung: Atmen Sie durch die Nase bis in den Bauch. Machen Sie für 5 Sekunden eine Atempause. Halten Sie sich dafür bei Bedarf mit den Fingern die Nase zu. Öffnen Sie Ihre Nase und lassen Sie die Luft so natürlich wie möglich ausströmen, dann verschließen Sie wieder Ihre Nase für 5 Sekunden. Machen Sie dies noch 3 weitere Male, dann folgt ohne Unterbrechung Teil 2 der Übung. In Teil 2 atmen Sie langsam in den Bauch ein und verschließen wieder Ihre Nase. Spannen Sie Ihre Beckenbodenmuskulatur an und ziehen Ihren Bauchnabel in Richtung Wirbelsäule ein. Wenn Sie die Luft nicht mehr anhalten können, atmen Sie so langsam wie möglich aus. Versuchen Sie etwa 1 Minute ganz langsam zu atmen, bevor Sie den zweiten Übungsteil wiederholen.
Dauer/Rhythmus: Teil 2 der Übung 5-mal in diesem Rhythmus
Wirkung: Im Sinne der Hormesis wird die körperliche Regeneration angeregt und die Entspannungsfähigkeit verbessert.

Plus+

Ausführung: Atmen Sie ein paar volle Atemzüge durch die Nase. Dann atmen Sie 3 bis 4 Sekunden ein, machen eine Atempause. Halten Sie sich dafür bei Bedarf die Nase für 3 bis 4 Sekunden mit den Fingern zu und atmen für 3 bis 4 Sekunden aus. Nach der Ausatmung beginnen Sie ohne Pause mit der nächsten Einatmung über 3 bis 4 Sekunden.
Dauer/Rhythmus: Am Anfang 1 bis 2 Minuten in diesem Rhythmus. Die Dauer nach Gefühl langsam erhöhen.
Wirkung: Die Übung wirkt richtig dosiert wie ein Energiekick. Durchgeführt werden sollte sie bei Leistungstiefs, etwa am Nachmittag.
Fehlerquelle: Wenn die Übung zu lange durchgeführt wird, kann sie unruhig und nervös machen.
Hinweis: Die Übung sollte nicht vor dem Schlafengehen, während der Schwangerschaft, bei Asthma oder bei niedrigen Ergebnissen des Atemanhaltetests durchgeführt werden.

EXTRA: DAS SCHLAFHORMON

Wenn es dämmert, wird im Gehirn von der Zirbeldrüse vermehrt Melatonin ausgeschüttet. Es versetzt den Körper in eine Art Sparmodus. Durch die Verlangsamung können wichtige Reparatur- und Wartungsarbeiten ablaufen, an denen das Melatonin wesentlich beteiligt ist. Denn neben seiner Tätigkeit als innerer Taktgeber erfüllt Melatonin auch viele Schutzfunktionen.

Um die weitreichende Wirkung des Melatonins zu verstehen, muss man sich vergegenwärtigen, dass Melatonin auch an vielen anderen Orten im Körper gebildet wird. Der größte Anteil des Melatonins wird in Zellen außerhalb der Zirbeldrüse gebildet. Es gibt melatoninbildende Zellen zum Beispiel im Verdauungstrakt, am Herz oder in der Haut. Sie produzieren Melatonin auch während des Tages, was vor allem lokal als Zellschutz wirkt.

Melatonin ist nicht nur ein Botenstoff, sondern noch mehr ein Antioxidans. Im Vergleich zu anderen Radikalenfängern kann das Melatonin mit ganz unterschiedlichen Zellgiften fertig werden. Seine Abfangrate von zerstörerischen Sauerstoffmolekülen ist ebenfalls höher, ohne dabei selbst inaktiv oder aggressiv zu werden. Kein anderes Antioxidans kann es mit so vielen alterungsfördernden Substanzen aufnehmen wie Melatonin. Die nächtlichen Aufräumarbeiten, aber auch seine Anreicherung im Zellkern haben eine hemmende Wirkung auf Alterungsprozesse. Melatonin schützt das Gehirn und die Gefäße vor Alterungsschäden. Studien lassen vermuten, dass ein niedriger Melatoninspiegel ein möglicher Risikofaktor für Alzheimer, Parkinson und Herz-Kreislauf-Erkrankungen sein könnte. Auch bei der Entstehung einiger Krebsarten scheint eine zu geringe Ausschüttung eine Rolle zu spielen.

Allein für erholsamen Schlaf und für den Zellschutz lohnt es sich, die Ausschüttung von Melatonin zu unterstützen. Melatonin ist wohl das beste Mittel gegen die Folgen von Stress und zur Vorbeugung von typischen Alterserkrankungen. Leider nimmt die Melatoninbildung bereits nach der Pubertät ab. Wie schnell die Werte zurückgehen, ist individuell verschieden.
Neben dem Alter kann das Stresshormon Cortisol zum Gegner des Schlafhormons werden. Gestresste Menschen haben meistens zu viel Cortisol im Blut. Der natürliche Rückgang des Cortisols in der zweiten Tageshälfte bleibt aus, die Melatoninausschüttung wird behindert. Für Betroffene bedeutet es, dass sie schlechter einschlafen und/oder viel zu früh wieder aufwachen. Melatonin kann seine Wirkung nicht entfalten, wichtige Erholungsprozesse können deshalb nicht stattfinden.

Melatonin in der Praxis

Mittlerweile gibt es viele Studien, die den Schutzeffekt des Melatonins bestätigen. Bei Schlafstörungen ist die Datenlage noch nicht eindeutig belegt. Eine zusätzliche Einnahme von Melatonin bei Schlafstörungen sollte ausprobiert werden. Allein schon wegen seiner Wirkung als Antioxidans ist sie empfehlenswert. Obwohl Melatonin als hormonwirksamer Wirkstoff eigentlich verschreibungspflichtig ist, gibt es rezeptfreie Präparate. Die Mengen in den Präparaten sind relativ gering und dafür nebenwirkungsarm. Wenn Sie Melatonin ohne ärztliche Begleitung einnehmen wollen, dann sollten Sie es täglich immer zum gleichen Zeitpunkt tun. 1 bis 3 Milligramm Melatonin werden für die Selbstmedikation empfohlen. Die Wirkung setzt bei einigen Menschen nach 30 Minuten ein, bei anderen erst nach 1 bis 2 Stunden. Alle Maßnahmen, die die Entspannungsfähigkeit fördern, wirken sich indirekt auch auf die Melatoninausschüttung aus. Der Einfluss des Sympathikus wird gesenkt, was zu einer Reduzierung des Cortisolspiegels und einer höheren Melatoninausschüttung führt.

HYPOXIETRAINING BEI STRESS

Ein Hypoxietraining ermöglicht, ganz entspannt und ohne Anstrengung die Vorteile der »Bergluft« zu nutzen. Angst vor Luftnot oder davor, dass das Gerät etwas macht, was schaden könnte, muss niemand haben. Letztendlich ist das Training sicherer als ein Ausflug in die Berge. Vor allem, wenn Sie es bei einem entsprechend geschulten Arzt oder Heilpraktiker durchführen, kann Ihnen nichts passieren. Das Hypoxietraining wird exakt auf Ihren körperlichen Leistungszustand abgestimmt. Bei der individuellen Dosierung ist es klar im Vorteil, da eine Anpassung in den Bergen nicht so einfach möglich ist. Wie sensibel jemand auf die »dünne« Luft reagiert, lässt sich nicht genau voraussagen, aber vor Beginn des Hypoxietrainings wird es getestet. Menschen, die unter Erschöpfung und Burn-out leiden, haben so eine Chance, ihre Gesundheit nachhaltig zu verbessern.
Der Begriff »Training« beschreibt ganz gut, was Sie bei den Hypoxieanwendungen erwartet. Es wird regelmäßig eine Belastungsstufe geübt und es gibt einen Plan oder ein Protokoll für die Durchführung. Der Aufbau ist ebenfalls vergleichbar mit einem sportlichen Training. Wie bei einem klassischen Intervalltraining werden Intensität, Dauer und Anzahl der sich abwechselnden Belastungs- und Erholungsphasen festgelegt. Im Gegensatz zu einem sportlichen Training müssen Sie sich für die Intervalle nicht einmal mehr oder weniger anstrengen. Der Wechsel zwischen Anspannung und Entspannung kommt allein durch die unterschiedliche Mischung der Atemgase Sauerstoff und Stickstoff zustande. Die Veränderung der Mischung der beiden Luftbestandteile simuliert die Luft in den Bergen. In einem Trainingsintervall wird der normale Sauerstoffanteil von 20,95 Prozent in der Atemluft um ein paar Prozent reduziert. Entsprechend erhöht sich dann der normale Stickstoffanteil von etwa 78 Prozent um ein paar Prozent. Im Anschluss folgt dann ein Intervall mit normaler Raumluft oder leicht mit Sauerstoff angereicherter Luft.

ANLEITUNG FÜR EIN HYPOXIETRAINING

Obwohl sich das Hypoxietraining nicht anstrengend anfühlt, ist es eine körperliche Belastung. Der leichte Sauerstoffmangel stellt den Körper vor die Herausforderung, trotzdem alle Zellen mit Sauerstoff zu versorgen. Die sauerstoffreduzierte Luft wird zwar nur ein paar Minuten eingeatmet, der Effekt ist jedoch größer als bei einem sportlichen Belastungsintervall. Die Sauerstoffsättigung im Blut kann tiefer absinken als beispielsweise bei einem Sprint, wodurch der entsprechende Trainingsimpuls gesetzt wird.

Die unmittelbare Wirkung nach dem Hypoxietraining hat ebenfalls viel Ähnlichkeit mit einer moderaten Sporteinheit. Die meisten Anwender empfinden nach der Anwendung eine wohlige Entspannung. Sie fühlen sich erfrischt und haben einen klaren Kopf. Ihre Haut ist gut durchblutet. Die Hände und Füße sind warm. Häufig ist der Schlaf nach einer Hypoxieeinheit besonders gut. Nach etwa fünf Behandlungen bemerken die meisten Anwender, wie sich ihr Allgemeinzustand langsam verbessert. Sie haben mehr Energie im Alltag und einen erholsameren Schlaf.

Menschen, die sehr empfindlich auf die Sauerstoffreduzierung reagieren, können nach der ersten Behandlung leichte Kopfschmerzen bekommen. Eine geringfügige Anhebung des Sauerstoffgehalts der Atemluft bei der nächsten Hypoxiebehandlung kann das verhindern. Meist ist dies aber nicht nötig, weil sich der Körper schon an den Reiz gewöhnt hat. Die sogenannte Höhenkrankheit kann ein Hypoxietraining nicht auslösen. Es wird zwar wie in den Bergen sauerstoffarme Luft eingeatmet, aber all die anderen Faktoren, die eine Höhenkrankheit verursachen können, sind nicht vorhanden. Das Training findet unter normalen Luftdruckverhältnissen statt. Das Hypoxiegerät erhöht lediglich den Stickstoffanteil in der Atemluft, wodurch der Anteil des Sauerstoffs gesenkt wird.

Manche Anwender klagen nach den ersten Behandlungen über Erschöpfung oder Energielosigkeit. Sie tritt auf, wenn die Hypoxie auf viele alte oder beschädigte Mitochondrien im Organismus trifft. Diese werden unter dem Einfluss der sauerstoffreduzierten Luft abgebaut und entsorgt. Obwohl diese alten Mitochondrien nur noch eingeschränkt funktioniert haben, kann sich ihr Fehlen bemerkbar machen. Es entsteht ein vorübergehendes Energiedefizit, weil sich die neuen Mitochondrien erst nach und nach bilden. Innerhalb von 5 bis 10 Tagen ist dieser Austausch in der Regel vollzogen, dann stehen deutlich mehr Energiereserven zur Verfügung. Um dauerhaft mehr Energie zu haben und besser vor den Stressfolgen geschützt zu sein, ist es mit einer einzigen Hypoxieanwendung nicht getan. Die umfassende Wirkung der Hypoxie entfaltet sich erst innerhalb von 10 bis 15 Behandlungen. Bei einer sehr niedrigen Atemanhaltedauer oder wenn eine chronische Krankheit vorliegt, braucht es mehr Sitzungen. Auch bei ständiger Erschöpfung und Schlafstörungen werden 10 Hypoxieeinheiten nicht ausreichen.

Um gleich zu Beginn eine umfassende Wirkung auszulösen, empfiehlt es sich, das Hypoxietraining mit 2 bis 3 Anwendungen pro Woche zu starten, mit 1 bis 2 Tagen Pause zwischen den Terminen. Im weiteren Verlauf kann das Training auf 2-mal pro Woche reduziert werden. Zwei Hypoxiekuren im Jahr sind für die Erhaltung der Gesundheit sehr empfehlenswert.

So einfach wie die empfohlenen Atemübungen gegen Stress (siehe ab Seite 133) lässt sich ein Hypoxietraining leider nicht anwenden. Sie müssen sich umschauen, wo in Ihrer Nähe ein Intervall-Hypoxie-Training angeboten wird, oder Sie müssen sich selbst ein Hypoxiegerät besorgen. Das ist in jedem Fall mit Kosten verbunden. In manchen Fällen übernehmen private Krankenkassen die Kosten für das Training, wenn es bei einem Arzt oder Heilpraktiker durchgeführt wird. Dies sollte allerdings vor Trainingsbeginn genau abgeklärt werden.

TESTS FÜR DIE EINSTELLUNGEN

Der Erfolg des Hypoxietrainings hängt von der richtigen Sauerstoffreduzierung ab. Für die perfekte Abstimmung auf die Bedürfnisse des Anwenders gibt es verschiedene Tests.
Ein paar Prozent weniger Sauerstoff in der Atemluft sind für den Körper überhaupt kein Problem. Im Gegenteil: Eine vorübergehende Reduzierung ist sogar eher förderlich als schädlich für ihn. Selbstverständlich stellt sich die Frage, wo die Grenze zwischen Nutzen und Schaden verläuft. Sie ist individuell zu beantworten. Jeder reagiert anders auf den leichten Sauerstoffmangel. Es gibt Menschen, bei denen schon eine geringe Reduzierung eine Wirkung auslöst, andere brauchen eine höhere Sauerstoffabsenkung. Anhand des Fitness- oder Gesundheitszustands lässt sich nicht voraussagen, wie jemand auf die Hypoxie anspricht. Aus diesem Grund muss jeder Anwender vor dem ersten Hypoxietraining getestet werden.

Der Atemanhaltetest

Einen ersten Anhaltspunkt für eine Einschätzung liefert der Atemanhaltetest. Während die Atmung angehalten wird, erhöht sich die Konzentration des Kohlendioxids im Blut. Die Dauer bis zum natürlichen Atemimpuls hängt davon ab, wie viel Kohlendioxid das Atemzentrum toleriert. Je nachdem, wie empfindlich Sie auf das überschüssige Kohlendioxid reagieren, fällt die Atemanhaltedauer kürzer oder länger aus. Da mit dem Kohldioxidanstieg gleichzeitig der Sauerstoffanteil abnimmt, lassen sich ausgehend von der Reaktionsdauer Rückschlüsse ziehen, ob der Körper bereits auf eine geringe oder eher auf eine höhere Sauerstoffreduzierung anspricht. Je kürzer die Atemanhaltedauer ausfällt, umso vorsichtiger sollte die Sauerstoffreduzierung vorgenommen werden.

Messung der Herzratenvariabilität

Ein weiterer Test, der sich vor dem ersten Training anbietet, ist die Messung der Herzratenvariabilität (HRV, siehe Seite 56). Die Werte zeigen, wie gut sich der Körper entspannen und mit Stress umgehen kann. Für das Hypoxietraining ist diese Anpassungsfähigkeit sehr wichtig, weil in Intervallen trainiert wird. Der Körper wird für kurze Zeit mal mehr und mal weniger belastet.
Atemanhaltetest und Herzratenvariabilität werden vor dem ersten Training zusammen mit dem Arzt oder Therapeuten ermittelt. Bei einigen Hypoxiegeräten können Test und Messung direkt am Gerät durchgeführt werden. Die Werte werden abgespeichert und können zur späteren Kontrolle herangezogen werden. Nach mindestens 5 Anwendungen sollten sich die Atemanhaltedauer und die Werte der Herzratenvariabilität verbessern.

Der Hypoxietest

Eine letzte Gewissheit bezüglich der passenden Sauerstoffeinstellungen bietet der Hypoxietest. Er ähnelt in seinem Ablauf einem Probetraining. Wie bei einem regulären Training wird sauerstoffreduzierte Luft über eine Atemmaske eingeatmet und beobachtet, wie sich die Sauerstoffsättigung im Blut, der Herzschlag und die Herzratenvariabilität (sofern verfügbar) verändern. Wenn währenddessen alle Werte beobachtet werden können, ist die Durchführung des Hypoxietests die effizienteste Lösung. Allerdings ist eine sogenannte Echtzeitmessung nicht bei allen Gerätetypen möglich.
Es gibt Hypoxiegeräte, die einen vorinstallierten Hypoxietest anbieten. Wenn er nicht verfügbar ist, können die Einstellungen für einen Hypoxietest auch direkt vorgenommen werden. Der Test wird dann wie ein normales Training gestartet. Empfohlen wird, mit einer Redu-

zierung auf 15 Prozent Sauerstoffanteil zu beginnen. Während des Tests wird die Sauerstoffkonzentration in der Atemluft schrittweise verändert. In regelmäßigen Abständen, zum Beispiel nach jeweils 3 Minuten, wird der Sauerstoffanteil der Atemluft immer weiter reduziert, bis die Sauerstoffsättigung im Blut von 96 bis 99 Prozent auf etwa 85 Prozent sinkt. Mit der zuletzt verwendeten Einstellung der Sauerstoffreduzierung der Atemluft wird dann das eigentliche Training begonnen.

Hinweis: Für Menschen mit einer Atemanhaltedauer unter 10 Sekunden kann schon der Hypoxietest zu anstrengend sein (siehe Seite 157).

SICHER TRAINIEREN

Eine zu hohe Sauerstoffreduzierung in der Atemluft beziehungsweise eine zu geringe Sauerstoffsättigung im Blut müssen sofort auffallen. Wie bei Profisportlern werden während des gesamten Hypoxietrainings der Puls, die Sauerstoffsättigung und bei vielen Geräten auch die Herzratenvariabilität überwacht.

Bedenken, dass bei einem Hypoxietraining etwas passieren könnte, muss niemand haben. Die Sicherheitsstandards sind bei Hypoxiegeräten vergleichbar mit den Apparaten auf einer Intensivstation. Sobald es zu plötzlichen körperlichen Veränderungen kommt oder bestimmte Grenzwerte unter- oder überschritten werden, schaltet sich automatisch am Hypoxiegerät ein Sicherheitsprogramm ein, beendet die Sauerstoffreduzierung und erhöht sofort den Sauerstoffanteil in der Atemluft.

Zusätzlich bekommt der Arzt oder Therapeut durch das Hypoxiegerät kontinuierlich Informationen über alle Veränderungen. So kann er jederzeit in den Trainingsverlauf eingreifen, sobald Sie Unwohlsein signalisieren oder er Bedarf sieht.

Überwachung der Sauerstoffsättigung

Der Sauerstoffgehalt im Blut kann mit einem Pulsoximeter schmerzfrei und unblutig kontrolliert werden. Der Fingerclip, der zur Messung während des gesamten Trainings getragen wird, ist mit dem Hypoxiegerät verbunden. Normalerweise liegt die Sauerstoffsättigung im Blut zwischen 96 und 99 Prozent. Ab einer Absenkung auf 90 Prozent setzt bei gesunden Menschen die erste Wirkung der Hypoxie ein. Wie tief die Sauerstoffsättigung im Blut bei einem Training abfallen soll, wird vorher beispielsweise mithilfe der Atemanhaltetests und der Herzratenvariabilität festgelegt. Eine Absenkung auf 80 bis 90 Prozent Sättigung des Sauerstoffs im Blut gilt für Gesunde als sicherer Trainingsbereich. Dass die Sauerstoffsättigung im Blut unterhalb des festgelegten Grenzwertes absinkt, kommt am Trainingsanfang und bei Veränderungen der Trainingseinstellungen relativ häufig vor. Das ist kein Grund zur Sorge, es kann nichts passieren. Wie gesagt: Die Sicherheitsprogramme springen an und erhöhen den Sauerstoffanteil in der Atemluft automatisch für das restliche Training. Der Arzt oder Therapeut kann die neuen Programmeinstellungen übernehmen oder selbst anpassen.

Messung des Herzschlags

Eine weitere Sicherheitsmaßnahme ist die kontinuierliche Messung der Herzfrequenz, also des Pulses. Auch hier sind plötzliche Veränderungen abgesichert. Wenn beispielsweise der Puls plötzlich oder unvermittelt in die Höhe schnellt oder abfällt, schalten hochwertige Geräte sofort in den Sicherheitsmodus. Die Sauerstoffgabe wird unverzüglich erhöht und das Training beendet.

Hinweis: Sollte eine derartige Körperreaktion auftreten, ist eine Abklärung beim Kardiologen dringend notwendig, bevor das nächste Training stattfindet.

Die Messung von Herzschlag und Sauerstoffsättigung im Blut sind Sicherheitsstandards bei jeder Hypoxieanwendung. Sie werden während des kompletten Trainings überwacht. Das Hypoxiegerät startet das Programm erst, wenn beide Messwerte vorliegen. Im Umkehrschluss gilt: Sollte während des Trainings einmal der Pulsoximeter verrutschen, stoppt das Programm automatisch.

Saubere Teilung der Luftbestandteile

Moderne Hypoxiegeräte arbeiten allein mit der Raumluft. Für ihre Aufbereitung wird sie durch einen Kompressor in das Gerät gesaugt. Er reguliert die Strömungsgeschwindigkeit und damit die Teilung der Luftgase. Sauerstoff mit 20,95 Prozent und Stickstoff mit 79 Prozent machen den größten Anteil in der Atemluft aus. Die Wirkung des Hypoxietrainings wird durch die Veränderung ihrer Anteile in der Atemluft ausgelöst. Für die Trennung von Stickstoff und Sauerstoff gibt es verschiedene Verfahren. Bei einigen Geräten wird die Luft mit hohem Druck durch ein keramikähnliches Material gepresst. Bei anderen Herstellern ist es eine Membran, die wie ein feines Sieb funktioniert. Egal, welches Trennungsverfahren verwendet wird, es wird exakt die Luft- beziehungsweise Gasmischung hergestellt, die für die Anwendung vorgesehen wurde.
Der zurückgehaltene Sauerstoffanteil kann für die Trainingsphase mit einer leichten Sauerstoffanreicherung verwendet werden. Auch hier sind die Geräte vollkommen unabhängig. Anders als bei einer Sauerstofftherapie im Krankenhaus brauchen Hypoxiegeräte keine Druckflaschen, Tanks oder Konzentratoren. Sie entziehen der Raumluft den Sauerstoff und reichern sie auch wieder an. Etwa 33 bis 36 Prozent Anreicherung sind möglich. Aber eine Sauerstoffanreicherung von höchstens 25 Prozent reicht für milde Hyperoxie (das Gegenteil von Hypoxie) aus.

Info

TIPPS FÜR DAS ERSTE INTERVALL-HYPOXIE-TRAINING

- **GUT VORBEREITET EINSTEIGEN:** Vor dem Training sollten Sie keine größeren Mengen essen.
- **MEDIKAMENTE BERÜCKSICHTIGEN:** Wenn Sie Medikamente einnehmen, sollten Sie dies vor dem ersten Training mitteilen. Es ist wichtig, weil sich einige Medikamente und das Hypoxietraining gegenseitig beeinflussen.
- **EINFACH WOHLFÜHLEN:** Eine leichte Decke schützt vor dem Auskühlen und gibt das Gefühl von Geborgenheit.
- **AM BESTEN NICHTS TUN:** Ein Hypoxietraining ist für den Körper fordernd. Eine Ablenkung durch Handy oder Lesen würde ihm zusätzlich Kraft abverlangen und den Trainingserfolg mindern. Am besten die Augen schließen und einfach mal nichts tun.
- **RICHTIG ATMEN:** Versuchen Sie, während des kompletten Trainings so entspannt und ruhig wie möglich durch die Nase zu atmen.
- **GUT EINPLANEN:** Im Prinzip eignet sich jede Tageszeit für ein Hypoxietraining. Danach können Sie Ihren normalen Alltag wieder aufnehmen. Bei einigen Menschen ist der Energieschub so groß, dass sie abends nicht richtig müde werden. Dann besser vormittags trainieren.
- **HYGIENEREGELN BEACHTEN:** Jeder Anwender erhält seine eigene Atemmaske. Die Luft aus dem Gerät wird über einen Schlauch ein- und in den Raum ausgeatmet. Es kann keine Atemluft in den Schlauch und in das Hypoxiegerät gelangen. Für mehr Sicherheit wird zusätzlich noch ein Einwegfilter zwischen Maske und Atemschlauch verwendet. Alle weiteren Gegenstände, die mit dem Anwender in Kontakt kommen, werden vor jedem Training desinfiziert.

DÜNNE, NORMALE UND DICKE LUFT

Die Intensität des Hypoxietrainings richtet sich nach der Zusammensetzung der Gasmischung, die eingeatmet wird. Weniger oder mehr Sauerstoff bestimmt die Wirkung.
Am Anfang ist es etwas verwirrend, wenn es um die Einstellungen der Luftgemische geht. Es fallen Fachbegriffe, die nicht zum alltäglichen Vokabular gehören. Normoxische Atemluft ist ein Luftgemisch, das auf Meereshöhe 20,95 Prozent Sauerstoff enthält – und bezeichnet den Normalzustand der Sauerstoffversorgung. Wird dieser Sauerstoffanteil reduziert, dann entsteht eine sauerstoffarme, eine hypoxische Luft.
In den Bergen wird auch gerne von »dünner« Luft gesprochen, weil sie dort durch den niedrigeren Luftdruck weniger Sauerstoffmoleküle enthält. Das Gegenteil ist »dicke« Luft. In diesem Fall bedeutet es, dass die Atemluft zusätzlich mit Sauerstoff angereichert ist. Der Sauerstoffanteil kann bei den Hypoxiegeräten bis auf circa 35 Prozent erhöht werden.

Dünne Luft oder Hypoxie

Beim ersten Hypoxietraining ist es für die Anwender beeindruckend, wenn sie die sogenannte dünne Luft der Berge bewusst einatmen. Viele Geräte liefern Vergleiche zu bekannten Berggipfeln, wodurch die Situation des Trainings, das sich so leicht anfühlt, ein bisschen anschaulicher wird. So lässt sich beispielsweise ein Höhentraining auf dem Kilimandscharo simulieren. Auf diese Weise können Alt und Jung ganz entspannt die Vorteile der Bergluft auf rund 5800 Metern über dem Meeresspiegel für sich nutzen. Ob es allerdings gleich beim ersten Hypoxietraining so hoch hinausgeht, entscheiden die Vortests (Atemanhaltetest, Hypoxietest und eventuell Herzratenvariabilitätsmessung). Die Hypoxiephase bestimmt maßgeblich die Intensität des

Trainings. Das bedeutet jedoch nicht, dass die Wirkung von der Höhe der Reduzierung des Sauerstoffgehalts abhängt. Eine umfassende Wirkung kann bei 15 Prozent Sauerstoffanteil in der Luft genauso einsetzen wie bei 13 oder nur 10 Prozent. Um wie viel die 20,95 Prozent Sauerstoff in der Raumluft reduziert werden, hängt immer davon ab, wie sensibel der jeweilige Körper auf die Absenkung reagiert.
Die Vortests liefern erste Anhaltspunkte für die Sauerstoffreduzierung. Beim ersten Training sollte eher mit einer geringeren als einer zu hohen und ehrgeizigen Absenkung begonnen werden. Spätestens dann wird sich herausstellen, wie schnell die Sauerstoffsättigung im Blut abnimmt und der festgelegte Zielwert erreicht wird. Geschieht das nur sehr langsam oder gar nicht, kann während des Trainings der Sauerstoffanteil noch um 0,5 oder 1 Prozent nachträglich gesenkt werden. Mit jeder Anwendung steigt im Körper die Widerstandsfähigkeit gegenüber der Hypoxie. Der festgelegte Wert der Sauerstoffsättigung wird immer langsamer erreicht. Stellt man das fest, ist der richtige Zeitpunkt gekommen, eine weitere Sauerstoffreduzierung vorzunehmen. Meist ist eine Anpassung nach dem vierten oder fünften Training erforderlich.

Normale Raumluft oder Normoxie

Der Wechsel zwischen der sauerstoffarmen Atemluft und Luft mit normalem Sauerstoffgehalt ist für den Körper fordernd und entspannend zugleich. In den historischen Anfängen des Hypoxietrainings wollte man das Höhentraining so authentisch wie möglich mit einem Gerät simulieren. Für die Hypoxiephase wurde der Stickstoffanteil in der Atemluft erhöht, um den Sauerstoffanteil zu senken. Danach wurde wieder auf einen normalen Sauerstoffanteil von 20,95 Prozent umgestellt. Diese Phase bezeichnet man als Normoxie. Die meisten Studien, die zum Intervall-Hypoxie-Training vorliegen, beziehen sich auf den Wechsel zwischen Hypoxie und Normoxie. Erst sehr viel später war man in der Lage, die Atemluft noch zusätzlich mit Sauerstoff anzureichern.

Dicke Luft oder Hyperoxie

In der Natur gibt es keine mit Sauerstoff angereicherte Luft – in der Medizin schon. In der Notfallmedizin und bei Patienten mit einer Atemwegserkrankung kommen Sauerstoffgaben zum Einsatz, aber auch alternative Heilmethoden wie die Sauerstoff-Mehrschritt-Therapie (SMT) nach Professor von Ardenne oder die Ozon-Sauerstoff-Therapie machen sich ihre Wirkung zunutze.
Moderne Hypoxiegeräte können den gewonnenen Sauerstoffanteil aus der Hypoxiephase nutzen, um Atemluft mit einem erhöhten Sauerstoffanteil für eine Hyperoxiephase herzustellen. Hyperoxie ist das Gegenteil von Hypoxie. Der normale Sauerstoffanteil von etwa 21 Prozent in der Atemluft ist erhöht. Der empfundene Entspannungseffekt ist beim Wechsel zwischen Hypoxie- und Hyperoxiephasen größer als beim Wechsel zwischen Hypoxie- und Normoxiephasen. Außerdem wird nach einer Hypoxiephase schneller wieder eine normale Sauerstoffsättigung im Blut erreicht, weshalb die Hyperoxiephase immer kürzer gestaltet werden kann als die Normoxiephase. Trotz dieser kleinen Annehmlichkeit ist die sauerstoffangereicherte Atemluft nicht für jeden Anwender von Anfang an empfehlenswert.
Sauerstoff ist einer unserer wichtigsten Energielieferanten. Eine höhere Sauerstoffgabe lohnt sich nur, wenn der Körper sie auch zur Energiegewinnung nutzen kann. Die Mitochondrien müssen gesund und fit sein, um den Sauerstoff ohne »Nebenwirkungen« umwandeln zu können. Sind die Mitochondrien jedoch alt und beschädigt, könnte das Überangebot zur vermehrten Bildung von freien Radikalen, also schädlichen Stoffen, führen.

Die Hyperoxiephase beim Hypoxietraining sollte daher von der individuellen Verfassung des Trainierenden abhängig gemacht werden. Wenn davon auszugehen ist, dass die Mitochondrien beispielsweise aufgrund einer chronischen Erkrankung geschwächt sind, empfiehlt sich ein Wechsel mit einer Normoxiephase oder einer nur sehr milden Hyperoxie mit höchstens 25 Prozent Sauerstoffanteil. Durchaus förderlich ist die Hyperoxiephase für gesunde und sportliche Menschen. Ihre Mitochondrien können mit dem Überangebot gut umgehen. In Studien wurde bei Leistungssportlern festgestellt, dass sie sich von sportlichen Strapazen viel schneller mit sauerstoffangereicherter Luft erholen.

MIT PLANUNG ZUM ERFOLG

Schnelle Erfolge wünschen sich alle Hypoxieanwender. Damit Erfolge auch eintreten können, müssen Planung und Vorgehen stimmen. Ein paar Kenntnisse zur Planung und zum Ablauf helfen, sich das Training noch besser vorstellen zu können. Letztendlich wird es bei vielen Lesern wahrscheinlich ein Arzt oder Heilpraktiker sein, der die Einstellungen für den Sauerstoffanteil der Atemluft, die Grenzwerte für die Sauerstoffsättigung im Blut und die Dauer für die Trainingsintervalle anpasst.
Ziel des Hypoxietrainings ist es, den Sauerstoffanteil im Blut für eine gewisse Zeit auf einen festgelegten Wert zu senken. Der Sauerstoffanteil in der Atemluft wird so reduziert, dass es zu einer Absenkung kommt. Am Anfang reichen etwa 85 Prozent Sauerstoffsättigung im Blut für eine Wirkung vollkommen aus. Je schneller diese Zielzone erreicht ist, umso länger kann der positive Einfluss der Hypoxie genutzt werden. Danach wird der Sauerstoffanteil im Blut wieder auf Normalniveau angehoben. Das geschieht durch das Einatmen von normaler Atemluft oder einer leicht mit Sauerstoff angereicherten Luft.
Die wissenschaftlichen Untersuchungen der letzten fünf Jahrzehnte haben gezeigt, dass der Wechsel zwischen einer abgesenkten und wie-

der normalen Sauerstoffsättigung im Blut die besten gesundheitlichen Effekte bringt. Aus dem Vergleich verschiedener Trainingsprotokolle entstand auch die Empfehlung zur Anzahl und Dauer der Intervalle. 4 bis 5 Zyklen mit einer Hypoxiephase von 5 bis 7 Minuten und einer etwas längeren Normoxie- beziehungsweise kürzeren Hyperoxiephase sind ideal für Menschen in einem guten Allgemeinzustand. Alles, was zeitlich darüber hinausgeht, verbessert die Hypoxiewirkung nur noch geringfügig. 40 bis 45 Minuten reichen für ein Hypoxietraining also vollkommen aus. Mehr Zeit muss nicht investiert werden.

Info

ANSTRENGEND? ICH MERKE NICHTS!

Es fühlt sich nicht so an, aber das Hypoxietraining ist anstrengend für den Körper. Es geht über ein hochintensives sportliches Training hinaus.

Mit sehr viel Anstrengung könnte man durch Sport eine reduzierte Sauerstoffsättigung im Blut von etwa 93 Prozent erreichen. Zum Vergleich: Ein Hypoxietraining für Einsteiger startet mit dem Ziel, eine Sauerstoffabsenkung von 85 Prozent im Blut zu erreichen.

Die Veränderungen des Herzschlags während des Trainings liefern weitere Hinweise auf die Belastung des Körpers. In der Hypoxiephase erhöht sich der Puls und die Herzratenvariabilität sinkt. Ein Anzeichen, dass sich der Körper anstrengen muss. In der Normoxie- beziehungsweise Hyperoxiephase schlägt das Herz wieder langsamer und die Herzratenvariabilität steigt an. Diese Veränderungen treten auf, wenn das Training richtig auf die Bedürfnisse des Anwenders abgestimmt wurde.

TRAININGSPROGRAMME MIT HYPOXIEGERÄT

Level 1 Unter 10 Sekunden

Bei einer Atemanhaltedauer unter 10 Sekunden ist ein Intervall-Hypoxie-Training für die meisten Anwender zu anstrengend. Für ihren Körper ist die Belastung zu hoch. Es sollte auf jeden Fall ein Arzt oder Heilpraktiker zurate gezogen werden, der Erfahrungen mit chronisch erschöpften Patienten hat. Mit den empfohlenen Atemübungen (siehe Seite 133) kann die Atemanhaltedauer erhöht und der Körper sanft auf das Training vorbereitet werden.

Level 2 10 bis 25 Sekunden

Plan: Um das Training auf Ihre individuellen Bedürfnisse ausrichten zu können, müssen Sie vor der ersten Anwendung unbedingt einen Hypoxietest machen (siehe Seite 157). Das Training selbst wird für Ihren Körper wie ein sportliches Intervalltraining sein. In der Hypoxiephase muss er sich anstrengen und in der Normoxiephase kann er sich wieder entspannen. Von der körperlichen Belastung werden Sie fast nichts bemerken. Anwender mit einer Atemanhaltedauer unter 15 Sekunden sollten das Hypoxietraining nicht in Eigenregie durchführen, sondern bei einem Arzt oder Heilpraktiker.

Aufbau: Die Höhe der Sauerstoffreduzierung im Atemluftgemisch wird individuell mit dem Hypoxietest bestimmt. In der Hypoxiephase von 3 bis 5 Minuten darf die Sauerstoffsättigung im Blut auf circa 86 bis 89 Prozent absinken. Danach folgt für 7 bis 8 Minuten die

Normoxiephase, in der Sie ein Luftgemisch mit einem normalen Sauerstoffanteil einatmen. Etwa 4- bis 5-mal wechseln die verschiedenen Phasen oder Intervalle innerhalb eines Hypoxietrainings ab.
Trainingsanpassungen: Die Anwender des Levels 2 steigern ihr Hypoxietraining, indem sie die Hypoxiephase erst auf 4 und später auf 5 Minuten verlängern und die Normoxiephase auf 5 bis 6 Minuten verkürzen. Bevor Sie den Sauerstoffanteil im Atemgemisch um 0,5 Prozent reduzieren, sollten Sie mindestens 5-mal mit einer Hypoxiephase von 5 Minuten trainiert haben. Als Wirkung des Hypoxietrainings und als Anpassung des Körpers sollte erkennbar sein, dass die Sauerstoffsättigung im Blut während der Hypoxiephase von Training zu Training tendenziell immer weniger absinkt und die Herzfrequenz immer weniger ansteigt.
Häufigkeit und Dauer: 2- bis 3-mal pro Woche. Insgesamt dauert das Hypoxietraining etwa 8 bis12 Wochen. Danach sollten Sie eine Pause von 4 bis 6 Monaten einlegen oder das Training mit einer Sauerstoffsättigung im Blut von maximal 85 Prozent während der Hypoxiephase weiterführen. Auch wenn sich Ihre Atemanhaltedauer nach den 8 bis 12 Wochen auf über 26 Sekunden erhöht hat, sollten Sie zum Level-3-Programm erst nach 4 bis 6 Monaten wechseln.
Hinweis: Weil Sie das Training nicht anstrengt, haben Sie vielleicht das Gefühl, dass es nicht wirkt. Das ist nicht der Fall, denn ohne dass Sie sich aktiv anstrengen müssen, vollbringt Ihr Körper eine Höchstleistung. Um ihn nicht noch zusätzlich zu belasten, ist es deshalb wichtig, dass Sie nichts anderes während des Trainings machen. Beobachten Sie Ihre Atmung. Versuchen Sie, so ruhig wie möglich und nur durch die Nase zu atmen. Je flacher und unauffälliger die Atmung ist, umso wirkungsvoller ist das Training.

Level 3 25 bis 40 Sekunden

Plan: Ihre Stressresistenz und Entspannungsfähigkeit sind gut. Mit dem Hypoxietraining können Sie beides noch verbessern, ohne dass Sie sich dafür anstrengen müssen. Sehen Sie es als gute Vorsorgemaßnahme für Ihre Gesundheit. Das Hypoxietraining erhöht Ihren körpereigenen Schutz vor Krankheiten und Alterungsprozessen. Auf jeden Fall sollten Sie vor Beginn des Trainings einen Hypoxietest machen (siehe Seite 157).

Aufbau: Während der Hypoxiephase von 4 bis 5 Minuten darf die Sauerstoffsättigung im Blut auf 83 bis 85 Prozent absinken. Danach folgt für 5 bis 6 Minuten die Normoxiephase, in der Sie ein Luftgemisch mit einem normalen Sauerstoffanteil einatmen. Etwa 4- bis 5-mal wechseln die verschiedenen Phasen oder Intervalle innerhalb eines Hypoxietrainings ab. Eine Variante wäre, die Hypoxiephase mit einer Hyperoxiephase abzuwechseln. In der Hyperoxiephase atmen Sie dann ein Luftgemisch mit einem etwas höheren Sauerstoffanteil ein. Die Dauer der Hyperoxiephase ist 3 bis 4 Minuten.

Trainingsanpassungen: Bevor Sie den Sauerstoffanteil im Atemgemisch um 0,5 Prozent reduzieren, sollten Sie mindestens 5-mal mit einer Hypoxiephase von 5 Minuten trainiert haben. Als Wirkung des Hypoxietrainings und als Anpassung des Körpers sollte erkennbar sein, dass die Sauerstoffsättigung im Blut während der Hypoxiephase von Training zu Training tendenziell immer weniger absinkt und die Herzfrequenz immer weniger ansteigt.

Falls das Training zu leicht ist, eine Steigerung: Versuchen Sie, während der Hypoxiephase einmal kurz die Luft anzuhalten. Hinweis: Wenn Sie die Steigerung machen wollen, dann muss am Hypoxiegerät die Sicherheitsgrenze für die Sauerstoffsättigung auf 78 Prozent herabgesetzt werden.

Häufigkeit und Dauer: 2- bis 3-mal pro Woche. Insgesamt dauert das Hypoxietraining etwa 8 Wochen. Danach sollten Sie eine Pause von 4 bis 6 Monaten einlegen oder das Training mit einer Sauerstoffsättigung im Blut von 85 Prozent während der Hypoxiephase weiterführen. Auch wenn sich Ihre Atemanhaltedauer nach den 8 Wochen auf über 40 Sekunden erhöht hat, sollten Sie zum Level-4-Programm erst nach 4 bis 6 Monaten wechseln.
Hinweis: Äußern Sie Ihre Wünsche und Vorstellungen für das Hypoxietraining. Bei der Entscheidung, wie Ihr Training ausgerichtet wird, sollten Sie für Vorschläge des Experten oder der Expertin offen sein.

Level 4 Über 40 Sekunden

Plan: Mit Ihrer guten körperlichen Verfassung können Sie mit dem Hypoxietraining weiter an Ihrer Leistungs- und Entspannungsfähigkeit feilen. Vielleicht planen Sie eine größere sportliche Herausforderung oder stehen beruflich oder privat vor einer fordernden Situation. Dann wäre das Hypoxietraining ideal für Ihre Vorbereitung, die gesetzten Ziele zu erreichen und schwierige Aufgaben zu meistern. Auf jeden Fall sollten Sie vor Beginn des Trainings einen Hypoxietest machen (siehe Seite 157).
Aufbau: Während der Hypoxiephase von 5 bis 6 Minuten darf die Sauerstoffsättigung im Blut auf 80 bis 82 Prozent absinken. Danach folgt für 5 bis 6 Minuten die Normoxiephase, in der Sie ein Luftgemisch mit einem normalen Sauerstoffanteil einatmen. Eine Variante wäre, die Hypoxiephase mit einer milden Hyperoxiephase abzuwechseln. In der Hyperoxiephase atmen Sie in diesem Fall für 3 bis 5 Minuten ein Luftgemisch mit einem etwas höheren Sauerstoffanteil ein. Etwa 4- bis 5-mal wechseln in beiden Fällen die verschiedenen Phasen oder Intervalle innerhalb eines Hypoxietrainings ab. Nach der dritten

Trainingseinheit kann die Sauerstoffkonzentration im Atemluftgemisch weiter gesenkt werden. Jeweils nach 3 bis 4 Anwendungen wird sie um 1 Prozent reduziert, bis die Sauerstoffsättigung im Blut bis auf maximal 78 Prozent absinkt. Wichtig: Um eine Überforderung und ein Übertraining zu vermeiden, sollte vor jeder Hypoxieanwendung die Herzratenvariabilität gemessen und beurteilt werden.

Falls die Übung zu leicht ist, eine Steigerung: Halten Sie während der Hypoxiephase die Luft nach dem Ausatmen an, dann atmen Sie einmal ein und halten die Luft etwas länger an, danach atmen Sie normal weiter. Wichtig: Die Übung sollte sich gut anfühlen und nicht zu einer Erhöhung der Atemfrequenz führen. Hinweis: Wenn Sie die Steigerung machen wollen, dann muss am Hypoxiegerät die Sicherheitsgrenze für die Sauerstoffsättigung auf 76 Prozent herabgesetzt werden.

Häufigkeit und Dauer: 2- bis 3-mal pro Woche für ein Hypoxietraining in Ruhe. Insgesamt dauert das Hypoxietraining etwa 8 bis 10 Wochen. Danach sollten Sie eine Pause von 4 bis 6 Monaten einlegen oder das Training mit einer Sauerstoffsättigung im Blut von 85 Prozent während der Hypoxiephase weiterführen. Nach 4 bis 6 Monaten können Sie das Level-4-Programm wiederholen.

Hinweis: Äußern Sie Ihre Wünsche und Vorstellungen für das Hypoxietraining. Bei der Entscheidung, wie Ihr Training ausgerichtet wird, sollten Sie für Vorschläge des Experten oder der Expertin offen sein.

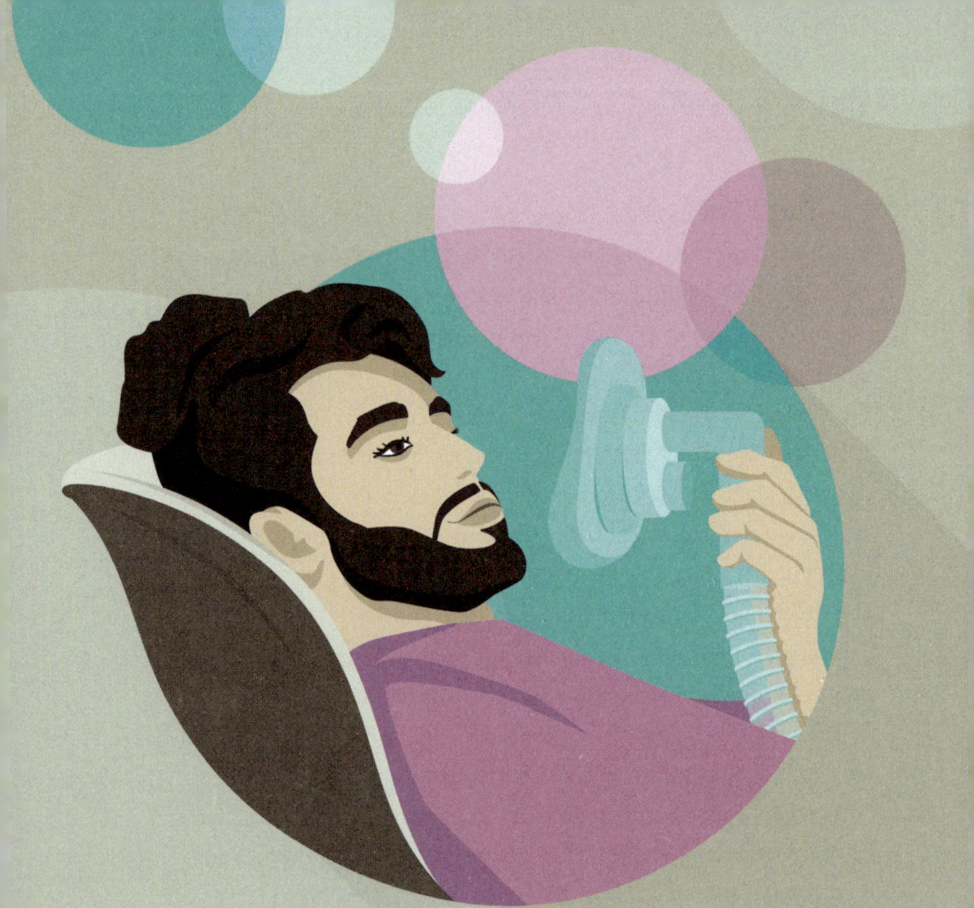

11

Hypoxie-training für zu Hause

Immer mehr Menschen kaufen sich ein Hypoxiegerät für zu Hause. Wer sich mit den Trainingseinstellungen ein bisschen auskennt, kann ein Intervall-Hypoxie-Training sicher und effektiv selbst durchführen.

Lange Zeit waren Hypoxiegeräte nur für den professionellen Einsatz gedacht. Wer ein Intervall-Hypoxie-Training durchführen wollte, musste sich einen Anbieter suchen und Termine vereinbaren. Mittlerweile gibt es mehr Hypoxiegeräte, die für Privatanwender entwickelt wurden. Sie sind einfach zu bedienen und deutlich preiswerter als Geräte für medizinische Einrichtungen.

In Fernost hergestellte Hypoxiegeräte sind noch um ein Vielfaches günstiger als in Deutschland produzierte Geräte. Sie müssen deshalb nicht schlechter sein. Aber Käufer sollten wissen, worauf sie beim Gerätevergleich achten sollten. Häufig sind mit den Preisvorteilen beispielsweise Abstriche bei der Bedienung und den Sicherheitsvorkehrungen verbunden. Weil der asiatische Markt groß und schwer durchschaubar ist, sollten asiatische Hypoxiegeräte nur mit großer Vorsicht über das Internet gekauft werden. Ein fachkundiger Vertriebspartner lohnt sich in jedem Fall. Oft erhält man mit dem Kauf eine kostenlose Onlineschulung.

Die folgenden Ratschläge beziehen sich auf die Bedienung von deutschen und ausländischen Hypoxiegeräten, die nach medizinischen Standards produziert wurden.

EHER SANFT **BEGINNEN**

Das Hypoxietraining sollte Sie weder überfordern noch unterfordern. Deshalb ist es wichtig, dass Sie den Atemanhaltetest machen. Die Atemanhaltedauer gibt nicht nur Hinweise darauf, wie es um Ihre Entspannungsfähigkeit bestellt ist, sondern auch eine erste Einschätzung, wie Ihr Körper die sauerstoffreduzierte Atemluft verträgt. Verwenden Sie aus diesem Grund nur die Hypoxieprogramme, die für Ihren Level empfohlen werden.

Weil die meisten Anwender das Hypoxietraining als wenig anstrengend empfinden, ist die Versuchung groß, das Training zu schnell zu steigern. Eine Minute länger in der Hypoxiephase oder ein halbes Prozent weniger Sauerstoff im Atemluftgemisch können jedoch schon viel ausmachen. Geringere Wirkung, auftretende Kopfschmerzen oder langfristige Schäden bei zu starker Belastung können die Folgen falscher Einstellungen sein.

Wie ein Mensch auf die sauerstoffreduzierte Atemluft reagiert, ist individuell ganz verschieden. Es gibt Menschen, bei denen eine geringe Reduzierung zur gewünschten Absenkung der Sauerstoffsättigung im Blut führt, bei anderen braucht es eine stärkere Sauerstoffabsenkung. Die persönliche Veranlagung und Empfindlichkeit kann man nur durch Ausprobieren herausfinden. Am besten bei den ersten Trainingseinheiten mit 15 Prozent Sauerstoffanteil in der Atemluft beginnen und beobachten, ob die Absenkung der Sauerstoffsättigung im Blut während der Hypoxiephase auf den empfohlenen Wert absinkt, beispielsweise 87 Prozent bei Level 2, ohne ihn zu unterschreiten.

Bei den meisten Hypoxiegeräten kann man während des Trainings abhängig vom Gerätetyp den Verlauf auf dem Gerätedisplay oder auf einem separaten Tablet beobachten. Meistens werden verschiedene Ansichten angeboten, zum Beispiel ein Kurvenverlauf oder eine Übersicht der aktuellen Trainingswerte. Nach dem Hypoxietraining können die Daten abgespeichert werden.

Bei den vorgeschlagenen Von-bis-Einstellungen für die Dauer der Phasen im Trainingsprogramm (siehe ab Seite 167) sollten Sie zum Einstieg die Angabe für die kürzere Hypoxiephase und die längere Normoxie- beziehungsweise Hyperoxiephase wählen. Anwender des Levels 2 beginnen mit 3 Minuten Hypoxiephase, 8 Minuten Normoxiephase und mit 4 Zyklen. Ihr erstes Trainingsziel oder eine Steigerung des Trainings ist eine Verlängerung auf 5 Zyklen nach 4 bis 5 Trainingseinheiten. Bei Anwendern von Level 3 und 4 wird als Erstes die Hypoxiephase verlängert.

Info

DIE EINSTELLUNGEN FÜR EIN HYPOXIETRAINING

Ein Hypoxietraining besteht aus 5 Trainingseinstellungen. Sie bestimmen die Intensität und beeinflussen sich gegenseitig.

Ein Hypoxietraining, mitunter auch als Einheit oder Session bezeichnet, besteht aus 4 bis 5 Zyklen. Jeder Zyklus beinhaltet eine Hypoxie- und eine Normoxie-Phase oder eine Hyperoxie-Phase, also ein Belastungs- und ein Erholungsintervall.

› Hypoxie: Die normale Raumluft besteht zu 20,9 Prozent aus Sauerstoff. Dieser Anteil wird in der Hypoxiephase reduziert.

› Hypoxiedauer: Für die zeitlich begrenzte Dauer der Hypoxiephase soll die Sauerstoffsättigung im Blut langsam auf einen vorher festgelegten Wert absinken, ohne ihn zu unterschreiten.

› Normoxie- und Hyperoxiezeit: Beides sind Erholungsphasen, die mit der Hypoxiephase abgewechselt werden. Die Sauerstoffsättigung im Blut steigt wieder auf normale 96 bis 99 Prozent an.

› Zyklen: Ein klassisches Intervall-Hypoxie-Training umfasst 4 bis 5 Zyklen. Ein Zyklus besteht aus einer Hypoxiephase und einer Erholungsphase.

› Grenzwert (Safety-Cut-Off): Der Grenzwert wird festgelegt, damit die Sauerstoffsättigung im Blut nicht zu tief absinkt.

Erstes Training: Für das erste Training müssten alle fünf Trainingseinstellungen einzeln bestimmt und am Hypoxiegerät eingestellt werden. Etwa alle vier bis fünf Trainingseinheiten ist es sinnvoll, die Einstellungen zu überprüfen.

DIE ERHOHLUNGSPHASE

Die Hypoxiephase wird entweder mit einer Normoxie- oder einer Hyperoxiephase abgewechselt. Beide Erholungsphasen sind keine Zeitverschwendung und sollten in ihrer Wirkung nicht unterschätzt werden. Vor allem bei der Normoxiephase könnte vermutet werden, dass sie nur dazu dient, die Sauerstoffsättigung im Blut anzuheben. Ein Irrtum. In der Hypoxiephase werden viele Prozesse angestoßen, die sich in der Normoxiephase fortsetzen. Mindestens 5 Minuten sollte die Normoxiephase deshalb andauern. In einigen Studien ist sie sogar deutlich länger. Während der Normoxiephase kann die Atemmaske gerne abgenommen werden.
Die Hyperoxiephase fühlt sich entspannend an, löst aber im Körper eine zusätzliche Stressreaktion aus. Zusammen mit der Belastung aufgrund der Hypoxiewirkung könnte es zu einer Überforderung führen, wenn in der Hyperoxiephase der Sauerstoffanteil über 30 Prozent liegt. Für gestresste Menschen mit gesundheitlichen Problemen ist die Belastung meistens zu hoch. Nur eine Sauerstoffanreicherung bis 25 Prozent gilt als gesundheitlich unbedenklich. Falls Ihr Hypoxiegerät keine milde Hyperoxiephase mit 25 Prozent Sauerstoffanteil anbietet und wenn Sie kein Risiko eingehen wollen, dann wechseln Sie die Hypoxiephase mit einer Normoxiephase ab.

DIE SICHERHEITSEINSTELLUNGEN

Die Sauerstoffsättigung im Blut während der Hypoxiephase bestimmt über den Erfolg des Hypoxietrainings. Die Wirkung für gesunde Menschen setzt ab einer Absenkung auf unter 90 Prozent Sauerstoffsättigung im Blut ein. Für gesunde Anwender sind 85 Prozent Sauerstoffsättigung als Trainingsziel ausreichend. Die Absenkung auf 85 Prozent sollte während der Hypoxiephase erreicht, aber nicht weiter unterschritten werden. Eine weitere Absenkung kann vor allem am Anfang eine zu starke Belastung für den Körper sein. Um einen zu tiefen Abfall abzusichern, wird bei der Trainingsplanung ein Grenzwert, häufig als Safety-Cut-Off-Grenze bezeichnet, festgelegt. Der Grenzwert sollte minus 2 Prozentpunkte vom gewünschten Trainingsziel eingestellt werden. Der Grenzwert für eine Absenkung auf 85 Prozent liegt also bei 83 Prozent. Sobald die Sauerstoffsättigung im Blut unter den festgelegten Grenzwert fällt, erhöht ein angemessen ausgestattetes Hypoxiegerät automatisch den Sauerstoffanteil im Atemluftgemisch, um die Sauerstoffsättigung im Blut wieder anzuheben.

Hypoxiegeräte, die medizinische Standards erfüllen, starten ohne die Messung der Sauerstoffsättigung kein Training. Nicht alle asiatischen Geräte bieten diese Trainingsüberwachung an. Gegebenenfalls muss man also die Sauerstoffsättigung im Blut mit einem externen Fingerclip messen und bei Bedarf selbst den Sauerstoffanteil im Atemluftgemisch anpassen oder die Maske kurz abnehmen, um die Sauerstoffsättigung anzuheben. Denn eine Safety-Cut-Off-Grenze, die automatisch ein Sicherheitsprogramm einleitet, haben nicht alle asiatischen Hypoxiegeräte.

Ganz ähnlich sieht es mit der Überwachung der Herzfrequenz während des Hypoxietrainings aus. Auch auf sie muss man bei den meisten günstigen Geräten aus Fernost verzichten oder man muss die Überwachung selbst übernehmen.

TRAININGSPLANUNG

Besitzer von Hypoxiegeräten können sich aussuchen, wann sie trainieren wollen. Generell ist es zu jeder Tageszeit möglich; man sollte es aber trotzdem zu verschiedenen Zeiten ausprobieren. Die meisten Anwender fühlen sich nach dem Training entspannt und erholt.

Nur bei einigen ist der Energieschub so groß, dass sie abends nicht richtig müde werden. In diesen Fällen ist es günstiger, das Training auf den Vormittag zu verlegen. Wenn die entspannende Wirkung überwiegt, kann das Hypoxietraining zum Abschalten auch auf den Feierabend verlegt werden.

Wenn Sie sich einmal nicht wohlfühlen, dann verschieben Sie das Hypoxietraining auf den nächsten Tag. Außerdem fällt das Training bei einer akuten Verschlechterung einer chronischen Krankheit, Infekten, Erkältungen und Kopfschmerzen aus.

Falls Sie einmal länger als 14 Tage nicht trainieren, sollten Sie vor Wiederaufnahme des Hypoxietrainings den Atemanhaltetest wiederholen (siehe Seite 8). Der Test ist auch empfehlenswert, wenn Sie krank waren. Bei einer verkürzten Atemanhaltedauer, auch innerhalb Ihres Levels, sollten Sie den Sauerstoffanteil der Atemluft um 1 Prozent bei den ersten Trainingseinheiten erhöhen. Das Hypoxietraining wirkt dann etwas milder. Die Sauerstoffsättigung im Blut fällt während der Hypoxie weniger tief ab. Die empfohlene Absenkung muss nicht erreicht werden.

DAS PERFEKTE TRAINING

Bei einem perfekten Training sinkt die Sauerstoffsättigung im Blut während der Hypoxie auf den empfohlenen Wert, ohne ihn zu unterschreiten, etwa auf 82 Prozent bei Level 3. In der Normoxie- beziehungsweise Hyperoxiephase steigt sie wieder auf die normalen Ausgangswerte von 96 bis 99 Prozent an.

Die Herzfrequenz erhöht sich während der Hypoxiephase aufgrund der Anstrengung für den Körper und fällt in der Normoxie- beziehungsweise Hyperoxiephase. Wenn sich der Puls in der Hypoxiephase um circa 20 Prozent über den Ausgangswert erhöht, dann wurden die richtigen Einstellungen für die Sauerstoffreduzierung und die Dauer der Hypoxiephase gewählt.

Bei einem richtig dosierten Intervall-Hypoxie-Training fällt die Sauerstoffsättigung im Blut mit jedem Zyklus in der Hypoxiephase immer etwas mehr ab. Die durchschnittliche Herzfrequenz sinkt im Verlauf des gesamten Trainings aufgrund des Entspannungseffekts.
Ein Zeichen für eine zu starke Reduzierung des Sauerstoffanteils oder eine zu lange Hypoxiephase ist, wenn die Sauerstoffsättigung im Blut unter den eingestellten Grenzwert fällt. Das Hypoxiegerät erhöht dann automatisch (wenn es entsprechend ausgestattet ist) den Sauerstoffanteil im Atemluftgemisch, die Hypoxiephase wird unterbrochen und der Trainingseffekt dadurch vermindert.

TRAINING STEIGERN

Nach 4 bis 5 Trainingseinheiten gewöhnt sich der Körper bei den meisten Anwendern an die sauerstoffreduzierte Luft. Wenn Sie das Hypoxietraining gut vertragen und sich dabei wohlfühlen, können Sie mit den ersten Anpassungen beginnen. Für eine Steigerung des Intervall-Hypoxie-Trainings sollte immer nur eine Trainingseinstellung geändert werden. Level-2-Anwender sollten als Erstes die Anzahl der Zyklen auf 5 pro Trainingseinheit erhöhen. Für die Anwender von Level 3 und 4 ist das erste Trainingsziel, die Hypoxiephase zu verlängern und die Erholungsphase – je nach Level die Normoxie- oder Hyperoxiephase – zu verkürzen. Die Anwender des Levels 3 steigern ihr Hypoxietraining, indem sie die Hypoxiephase erst auf 5 Minuten verlängern und die Normoxiephase auf 5 Minuten verkürzen. Wenn die empfohlene maximale Phasenlänge erreicht wurde, folgt die Reduzierung des Sauerstoffanteils im Atemluftgemisch. Sie wird vorgenommen, sobald die Sauerstoffsättigung im Blut während der Hypoxiephase nicht mehr ausreichend abfällt. Ein Vergleich der letzten Trainingskurve sollte die Maßnahme bestätigen. Wenn die Trainingseinstellungen richtig gewählt wurden, sollten die Kurven für die

Info

TRAININGSKURVEN VERSTEHEN

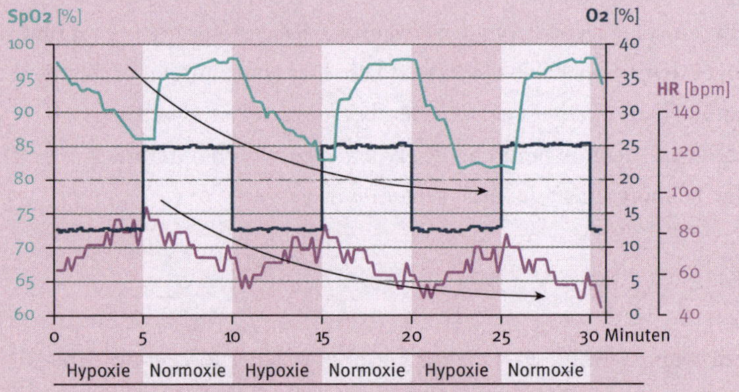

Während der Hypoxiephase sollte die Sauerstoffsättigung innerhalb von 2 bis 3 Minuten langsam absinken. Bei einem richtig dosierten Hypoxietraining fällt die Sauerstoffsättigung mit jedem Zyklus etwas mehr ab.

In der Hypoxiephase steigt die Herzfrequenz an und in der Normoxie- beziehungsweise Hyperoxiephase fällt sie wieder ab. Tendenziell sinkt die durchschnittliche Herzfrequenz im Verlauf des Hypoxietrainings.

Sauerstoffsättigung und die Herzfrequenz während der Hypoxiephase immer flacher verlaufen. Durch den Gewöhnungseffekt sinkt die Sauerstoffsättigung im Blut nicht mehr so weit ab und die Herzfrequenz steigt weniger an. Bis in der Hypoxiephase ein Sauerstoffgemisch von 13 Prozent erreicht ist, wird die Sauerstoffkonzentration in 1-Prozent-Schritten verringert.

Ab 13 Prozent Sauerstoffkonzentration im Atemluftgemisch sollte nur noch in 0,5-Prozent-Schritten bis auf eine Sauerstoffkonzentration von höchstens 10 Prozent im Atemluftgemisch reduziert werden.
Eine Veränderung des Grenzwertes für eine weitere Absenkung der Sauerstoffsättigung im Blut während der Hypoxiephase ist erst dann empfehlenswert, wenn die Atemanhaltedauer zum Trainingsprogramm im nächsten Level passt.

NÄCHSTER LEVEL?

Ein Intervall-Hypoxie-Training wird über mehrere Wochen intensiv durchgeführt, danach wird für 3 bis 4 Monate pausiert. Aus Studien weiß man, dass sich nach dem Trainingsende die Entspannungsfähigkeit noch weiter verbessert, bevor sie langsam wieder abnimmt. Abhängig vom Allgemeinzustand beim Trainingsbeginn dauert es zwischen 2 und 6 Monaten, bis die Hypoxiewirkung langsam nachlässt. Nach der Pause wird das Hypoxietraining wieder aufgenommen. Der Körper reagiert schneller auf die sauerstoffreduzierte Luft als beim ersten Mal. Die Stressresistenz kann so noch weiter verbessert werden. Besitzer eines Hypoxiegeräts haben den großen Vorteil, dass sie die Verbesserung durch ein mildes Training aufrechterhalten können.
Ein sofortiger Wechsel in einen höheren Level ist nicht sinnvoll.
Es sind keine Studien bekannt, die eine längere intensive Anwendung des Hypoxietrainings untersucht haben. Außerdem kann der Körper nicht beliebig lange und ohne Unterbrechung auf Leistung getrimmt werden. Er unterliegt verschiedenen Rhythmen und Phasen, die ihn gesünder, leistungsfähiger und entspannter machen. Nach dem intensiven Hypoxietraining braucht er eine Erholungspause. Ansonsten kann das gegenteilige Ziel eines Hypoxietrainings eintreten und anstatt eine bessere Stressresistenz aufzubauen, würde ein nachteiliger Stressfaktor auf den Körper einwirken.

Glossar

Adenosintriphosphat (ATP): Energieträger in Körperzellen, der zum größten Teil von den Mitochondrien aus den angelieferten Nährstoffen in Anwesenheit von Sauerstoff gebildet wird.
Dopamin: Der Neurotransmitter steuert emotionale, geistige wie auch motorische Reaktionen.
Herzratenvariabilitat (HRV): Eine Fähigkeit des zentralen Nervensystems, im körperlichen Ruhezustand die zeitlichen Abstände zwischen den einzelnen Herzschlägen zu variieren. Mit der Messung der HRV kann die Aktivität des Vagus sichtbar gemacht werden.
Hormesis: Ein Prinzip, wie der Körper bei geringen Dosen stressauslösender Umweltfaktoren widerstandsfähiger wird.
Hyperoxie: Überversorgung des Körpers mit Sauerstoff
Hypoxie: Unterversorgung des Körpers mit Sauerstoff
Intervall-Hypoxie-Training: Ein Hypoxietraining, bei dem die Hypoxiephase mit einer Entspannungsphase, zum Beispiel einer Normoxie- oder Hyperoxiephase, abgewechselt wird. Es wird oft als IHT oder IHHT (Intervall-Hypoxie-Hyperoxie-Training) abgekürzt.
Kohärentes Atmen: Eine Atemtechnik, bei der es zu einer Synchronisierung (Kohärenz) der Abläufe im Körper kommt, insbesondere von Atmung und Ruhepulsschwankung.
Kohlendioxid: Das Atemgas löst den Sauerstoff von den roten Blutkörperchen und ist auch an der Regulierung des Säure-Basen-Gleichgewichts beteiligt.
Melatonin: Das Schlafhormon wird 2 Stunden bevor der Schlaf einsetzt gebildet.
Mitochondrien: Kleine Zellbestandteile, die aus Nährstoffen und der Anwesenheit von Sauerstoff Adenosintriphosphat (ATP) als Energieträger produzieren.
Normoxie: Luftgemisch mit einem Sauerstoffanteil von 20,95 Prozent.

Oxytocin: Das Hormon steuert unter anderem das Gefühl der Geborgenheit. Weil es auch aufgrund sanfter Berührungen ausgeschüttet wird, wird es manchmal als Kuschelhormon bezeichnet.
Parasympathikus: Anteil des vegetativen oder autonomen Nervensystems. Er gibt den Impuls zur Erholung und Regeneration.
Resonanzwert/Resonanzfrequenz: Ein Wert für die Atemfrequenz (Atemzüge pro Minute), bei der es im Falle einer kohärenten Atmung zu einer Synchronisierung von Atmung und Ruhepulsschwankung kommt.
Respiratorische Sinusarrhythmie (RSA): Atemabhängige Schwankung des Herzschlags.
RMSSD: Misst die durchschnittliche Veränderung in der Zeit zwischen aufeinanderfolgenden Herzschlägen, um die Anpassungsfähigkeit des Herzens zu bewerten.
SDNN: Misst die Gesamtschwankungen in den Zeitabständen zwischen aufeinanderfolgenden Herzschlägen und zeigt die allgemeine Variabilität des Herzrhythmus an.
Serotonin: Ein Hormon und Neurotransmitter, das unter anderem hilft, Stimmung, Schlaf und soziales Verhalten zu regulieren.
Sympathikus: Anteil des vegetativen oder autonomen Nervensystems. Er gibt den Impuls zur Energiefreisetzung.
Stickstoffmonoxid: Stickstoffverbindung mit Sauerstoff, die zum Beispiel von den Zellen in der Gefäßinnenwand gebildet wird und die Durchblutung im ganzen Körper verbessert.
Stresshormone: Begriffliche Zusammenfassung der Hormone Noradrenalin, Adrenalin und Cortisol.
Vagus: Längster Hirnnerv und ein Anteil des Parasympathikus, umgangssprachlich auch Entspannungsnerv genannt.

Infos und Tipps

Bücher

Dr. med. Egor Egorov: *Zelltraining – Mit Hypoxie entspannt mehr Energie gewinnen.* EGORO Verlag, Berlin
James Nestor: *Breath – Atem.* Piper Verlag, München
Wilfried Ehrmann: *Kohärentes Atmen.* Kamphausen Mediengruppe, Bielefeld
Patrick McKeown: *Atme und heile dich selbst.* Riva Verlag, München
Ralph Skuban: *Atmen.* O. W. Barth Verlag, München

Bücher von Gräfe und Unzer

Dr. med. Egor Egorov: *10 Atemzüge und nie wieder müde*
Dr. med. Ursula Eder, Dr. med. Franz J. Sperlich: *Das Parasympathikus-Prinzip*
Ellen Fischer: *Das Vagus-Training*
Claudia Ritter: *Natürliche Stresskiller*

Kontakt zum Autor

Dr. med. Egor Egorov
http://www.doc-egorov.com
Live-Fragerunde mit dem Autor: Über Zoom kann jeder Interessierte, der mehr über die richtige Atemweise und über das Intervall-Hypoxie-Training wissen möchte, am kostenlosen Round Table von Dr. med. Egor Egorov Platz nehmen. Jeden zweiten Mittwoch nimmt er sich ab 18:30 Uhr eine Stunde Zeit für einen gemeinsamen Austausch.
So geht's: Über den QR-Code oder unter *doc-egorov.com/seminare* können Sie sich direkt für den Round Table registrieren lassen.

Sie erhalten dann automatisch 48 Stunden vor dem jeweiligen Beginn Ihren Zoom-Link per E-Mail für die Teilnahme.
Die Teilnahme ist kostenlos, firmen- und geräteunabhängig.

Websites

Website zum Buch: *www.6atemzuege.de*
Hier finden Sie innovative Produkte und Programme zur Verbesserung Ihrer Entspannungsfähigkeit und zur Erhöhung Ihrer Stressresistenz. Alle Angebote wurden vom Autorenteam von *6 Atemzüge und nie wieder gestresst* getestet.
Doc Egorov-Blog: *www.doc-egorov.com*
Neue Erkenntnisse, weiterführende Informationen und viele Tipps zum Thema Atmung und Hypoxie bietet Dr. med. Egor Egorov auf seinem Blog.
HRV-Blog: *www.hrv-herzratenvariabilität.de*
Auf der Website finden Sie viele Informationen und praktische Tipps rund um das Thema Herzratenvariabilität.

Hypoxietraining

Über 1000 Ärzte, Heilpraktiker, Personal Trainer und Physiotherapeuten bieten in Deutschland ein Hypoxietraining an.
Ein Anbieter für ein Hypoxietraining vor Ort lässt sich am einfachsten über die Hersteller von Hypoxiegeräten finden, zum Beispiel airPoint, celloxy, hypoxbreath, Mitovit. Geeignete Hypoxiegeräte für die private Nutzung sind AirPoint@Home, Cellit und hypoxbreath start.

Messung der Herzratenvariabilität

Ärzte, Heilpraktiker und verschiedene Therapeuten bieten Messungen der Herzratenvariabilität als Kurzzeitmessung oder auch über mehrere Stunden und Tage an. Sie werten die Daten teilweise selbst aus oder

nutzen Auswertungspartner und führen im Anschluss ein persönliches Gespräch.
Es gibt Anbieter wie Autonom Health (*www.autonomhealth.com*), Firstbeat (*www.firstbeat.com*) oder mesana (*www.mesana.com*) für Langzeitmessungen.
Apps wie zum Beispiel BioSign HRV (Ruhe- und RSA-Messung), HeartBreath, Elite HRV (englischsprachig) oder HRV4Training (englischsprachig) funktionieren teilweise mit der Smartphone-Kamera und/oder mit einem Pulsgurt.
Smartwatches wie von Apple, Garmin, Polar oder Suunto sowie das Wearable Oura-Ring messen auch die Herzratenvariabilität.

Messung der Atemfrequenz

Viele Smartwatches erfassen die Atemfrequenz nur während des Schlafs. Einige Smartwatches von Garmin, etwa die Modelle Forerunner, Venu und vívoactive, sowie der Smartring von Oura zeigen die Atemfrequenz ganztägig an.

Atemtrainer

Tri-Ball: Der einfachste und günstigste Atemtrainer. Er trainiert die Ein- und Ausatemkraft und ist in 3 Schweregrade einstellbar.
Atemtrainer von Artzt: Mit dem Atemtrainer kann vor allem eine mühelose Einatmung bis tief in den Bauchraum geübt werden. Durch Drehung des Mundstücks lassen sich 7 Intensitätsstufen einstellen. Ein Kontrollton hilft, in der richtigen Intensität einzuatmen beziehungsweise den richtigen Widerstand zu wählen.
AeroFitPro: Das High-End-Produkt unter den Atemtrainern. In Verbindung mit der App wird es zu einem datengesteuerten Trainingssystem. Die Kraft von Ein- und Ausatmung wird gemessen und als Grundlage für das laufende Training verwendet.

Atemgürtel

Buteyko-Atemgürtel: Der Atemgürtel übt einen sanften Widerstand auf die Atmung aus. Er wird in der Mitte zwischen Bauchnabel und Brust platziert. Mit einer Breite von 11 Zentimetern begrenzt er vor allem die Ausdehnung der Rippen und fördert so die Bauchatmung. Über seitliche Riemen kann der Gürtel optimal eingestellt werden. Es gibt ihn in verschiedenen Größen.
Atemgürtel von Artzt: Durch seine Breite von 22 Zentimetern fördert der Atemgürtel die bewusste Wahrnehmung der Atmung. Der sanfte Druck auf das Zwerchfell erinnert den Träger, mehr in den Bauch und weniger in die Brustraum zu atmen.

Mundpflaster

Mundpflaster gibt es in H- oder X-Form, ohne und mit Mundöffnung wie zum Beispiel von Myotape oder Mouth Tape Recovery von Artzt. Für die flexible Anwendung eignet sich das medizinische Rollenpflaster Leukopor (2,5 Zentimeter).

Kohärentes Atmen

Breath Ball: Die einfache, kostenfreie App bietet eigentlich alles, was man für ein kohärentes Atemtraining braucht. Das Atemtempo kann während des Trainings immer wieder angepasst werden. Die Atemführung wird optisch mit einer Atemkurve und einem Ball, der kleiner und größer wird, dargestellt. Außerdem gibt es ein akustisches Signal für den Atemrhythmus. Neben der Herzkohärenz-Atmung bietet die App noch weitere Atemübungen wie zum Beispiel entschleunigtes Atmen nach Dr. Weil und die Box-Atmung.
BreathTuner: Mit dieser App kann der Resonanzwert ermittelt werden. Mit der Smartphonekamera oder einem Pulsgurt wird in 5 Stufen die passende Atemrate für eine kohärente Atmung ermittelt. Von Stufe 1 bis 5 wird die Atemrate reduziert oder erhöht, im Atemprogramm

Basic zum Beispiel zu 8 bis 4 Atemzügen pro Minute. In den Programmen Advanced und Pro werden die Abstände zwischen den jeweils 5 Stufen verfeinert, beispielsweise von 7,50 bis 5,50 (Advanced) oder 6,50 bis 5,50 (Pro). Die vorgegebenen Einstiegsraten können übernommen oder angepasst werden. Für die Ermittlung der individuell optimalen Atemrate sollte mit der Einstufung Basic begonnen werden. Die Programme Advanced und Pro bauen automatisch auf den Basic-Ergebnissen auf. Empfohlen werden 2 bis 4 Messungen pro Stufe.

Die App kann synchron mit den Herzschlägen auch die Bewegungen der Bauchdecke (Bauchatmung) aufzeichnen und dadurch die zeitlichen Zusammenhänge zwischen Atmung und Herzratenvariabilität auswerten. Die Messung wird komplett angeleitet. In der Auswertung erfährt man neben dem erzielten Resonanzwert viel über seine Atmung in Verbindung mit dem Herzschlag. Es gibt zum Beispiel verschiedene Kurven und Balkendiagramme zur Phasenverschiebung und Herzratenvariabilität.

BioSignHRV: Die App bietet neben der Messung der Herzratenvariabilität insbesondere ein ausgereiftes Modul für Biofeedback-Sitzungen. Es kann mit einem Ohrclip oder einem hochwertigen Brustgurt des Herstellers Polar trainiert werden. Die Einstellungen für die Biofeedback-Sitzungen können weitgehend individuell vorgenommen werden. Auch die Übungsschwierigkeit kann als Rhythmisierungsgrad, also der erzielten HRV bei Kohärenz von Atmung und Herzschlag, gewählt werden. Praktisch ist, dass hierfür die Ergebnisse der RSA-Messungen automatisch herangezogen werden können. Mit der App wird ein ausführliches Handbuch bereitgestellt.

Inner Balance: Für die Nutzung der App wird ein Ohrclip-Sensor für die Messung des Herzschlags benötigt. Der Atemrhythmus kann individuell von 4 bis 30 Sekunden pro Atemzyklus eingestellt werden. Außerdem gibt es 4 Schwierigkeitsgrade. Mit ihnen können graduelle

Abstimmungen der kohärenten Atemweise trainiert werden. Während der Sitzung erhält der Anwender über die Farben Grün, Blau und Rot eine Rückmeldung, ob er sich in einer niedrigen, mittleren oder hohen Kohärenz befindet. Außerdem kann er zwischen 2 weiteren Trainingsansichten wählen. Nach jeder Anwendung gibt es eine Auswertung, mit der die Entwicklung der Kohärenzwerte über die gesamte Sitzung dargestellt wird.

VaYou

Eine gute Möglichkeit, die eigene Atmung live wahrzunehmen, bietet die Smartphone-App VaYou. Sie wandelt die Atembewegung in Klänge um, beispielsweise in Naturgeräusche wie Regen, Feuerknistern, Wellen- und Windrauschen oder in typische Meditationssounds. Jedes Einatmen und Ausatmen wird von einem Klang begleitet, der genau dem Atemverlauf folgt – man hört sich also selbst in Form von Klängen atmen. Für die Anwendung wird das Smartphone zur Messung von Atmung und Puls im Liegen auf den Bauch gelegt oder im Sitzen in den Hosenbund gesteckt. Jetzt kann man sich entweder vollkommen frei dem eigenen Atemfluss hingeben oder eine geführte Atmung (Pacing) einstellen. Für eine bessere Selbstwahrnehmung und einen höheren Entspannungseffekt empfiehlt sich, die Atmung ohne Regulierungen einfach frei fließen zu lassen und dem eigenen Atemfluss zu lauschen. Bei akuten Stresssituationen oder Angstzuständen hilft eine geführte Atmung, leichter zur Ruhe zu kommen. Mindestens 2- bis 3-mal pro Woche sollte VaYou für 10 Minuten angewendet werden. Bei regelmäßiger Anwendung verändert sich das Atemmuster nach 2 bis 3 Wochen. Die Ruheatmung wird ausgeglichener und verlangsamt sich schließlich. Die Auswertungsfunktion der App liefert nach jeder Anwendung Informationen zur Atem- und Herzfrequenz sowie zum Verhältnis von Ein- und Ausatmung.

Faceformer

Der Faceformer ist ein Gerät für eine neurophysiologische Trainingstherapie, das sich für die Umstellung auf Nasenatmung eignet. Es besteht aus einer flachen Membran, die hinter den Lippen platziert wird, und einem elastischen Lippenkissen, das die Lippen umschließt. Beim aktiven Training mit dem Faceformer werden die Lippen mehrmals hintereinander für jeweils 6 Sekunden zusammengepresst und anschließend wird geschluckt. Die Membran wird angesaugt, es entsteht ein Unterdruck, dadurch wird der Trainingseffekt noch verstärkt. Nach einer gewissen Eingewöhnungszeit und um langfristige Ergebnisse zu erzielen, sollte der Faceformer auch während des Schlafs getragen werden.
Der Faceformer ist interessant, da er nicht nur die Symptome behandelt, sondern auch die Ursachen angeht. So verbessert er das Zusammenspiel der gesamten Muskelketten, anstatt nur einzelne Muskeln zu stärken. Selbst Muskelpartien, die nicht direkt erreicht werden können, werden durch den erzeugten Unterdruck im Mundraum aktiviert. Dadurch kann das Bewegungsmuster, das zur Erschlaffung des Gewebes geführt hat, komplett neu ausgerichtet werden. Bereits nach 1 bis 2 Wochen sind erste Veränderungen spürbar. Die Zunge findet wieder ihre natürliche Position am Gaumen. Der Gaumenbogen mit dem Zäpfchen wird angehoben. Die Nasenatmung wird erleichtert und der Schlaf verbessert sich ebenfalls. Auch äußerlich sind Veränderungen an strafferen Gesichtszügen erkennbar. Um langfristige Ergebnisse mit dem Faceformer zu erzielen, ist jedoch ein halbes Jahr Training erforderlich. Erst dann hat das Gehirn das neue Bewegungsmuster so verinnerlicht, dass es Tag und Nacht automatisch funktioniert.

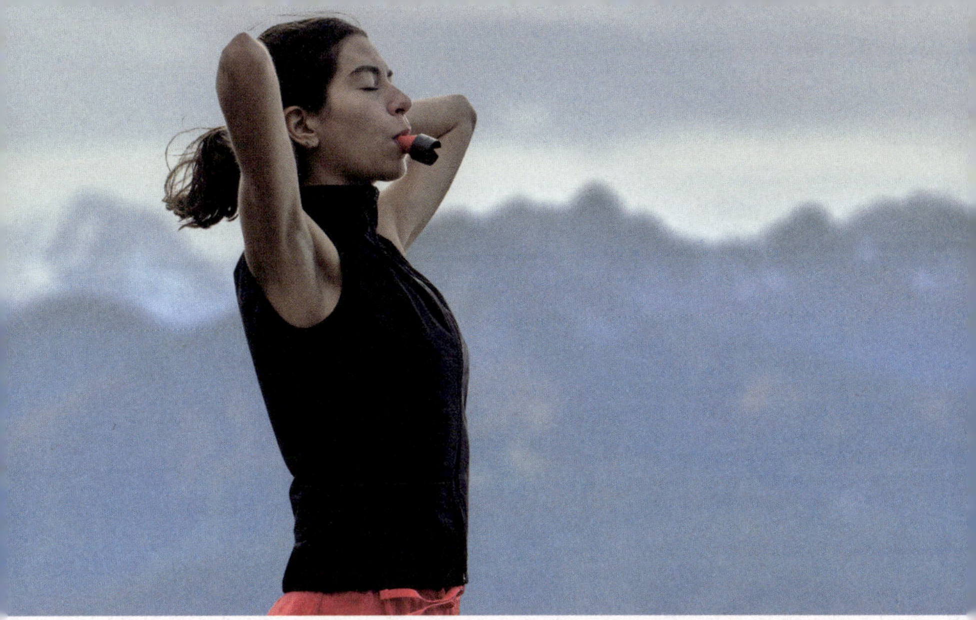

IMPRESSUM

LIEBE LESERINNEN UND LESER,

wir wollen Ihnen mit diesem Buch Informationen und Anregungen geben, um Ihnen das Leben zu erleichtern oder Sie zu inspirieren, Neues auszuprobieren. Wir achten bei der Erstellung unserer Bücher auf Aktualität und stellen höchste Ansprüche an Inhalt und Gestaltung. Alle Anleitungen und Rezepte werden von unseren Autoren, jeweils Experten auf ihren Gebieten, gewissenhaft erstellt und von unseren Redakteur*innen mit größter Sorgfalt ausgewählt und geprüft.

Haben wir Ihre Erwartungen erfüllt? Sind Sie mit diesem Buch und seinen Inhalten zufrieden? Wir freuen uns auf Ihre Rückmeldung. Und wir freuen uns, wenn Sie diesen Titel weiterempfehlen, in Ihrem Freundeskreis oder bei Ihrem Online-Kauf.

Sollten wir Ihre Erwartungen so gar nicht erfüllt haben, tauschen wir Ihnen Ihr Buch jederzeit gegen ein gleichwertiges zum gleichen oder ähnlichen Thema um.

KONTAKT ZUM LESERSERVICE

GRÄFE UND UNZER VERLAG
Grillparzerstraße 12
81675 München
www.gu.de

GRÄFE UND UNZER
Ein Unternehmen der GANSKE VERLAGSGRUPPE

GU ist eine eingetragene Marke der GRÄFE UND UNZER VERLAG GmbH, www.gu.de

ISBN 978-3-8338-9520-3
1. Auflage 2024

Projektleitung: Franziska Daub
Lektorat: Silke Panten
Bildredaktion: Simone Hoffmann
Umschlaggestaltung: ki36 Editorial Design, München, Sabine Skrobek
Layout: ki36 Editorial Design, München, Sabine Krohberger
Herstellung: Markus Plötz
Satz: Uhl + Massopust, Aalen
Reproduktion: Ludwig Media, Zell am See
Druck und Bindung: Livonia, Riga

Bildnachweis
Cover: Westend61/Getty Images
Illustrationen: GU/Stefanie Böhm, www.steff.biz
Autorenfoto: Andreas Herz/www.portraitmacher.de, Berlin

Syndication: www.imageprofessionals.com

Wichtiger Hinweis

Die Gedanken, Methoden und Anregungen in diesem Buch stellen die Meinung bzw. Erfahrung des Verfassers dar. Sie wurden vom Autor nach bestem Wissen erstellt und mit größtmöglicher Sorgfalt geprüft. Sie bieten jedoch keinen Ersatz für persönlichen kompetenten medizinischen Rat. Jede Leserin, jeder Leser ist für das eigene Tun und Lassen auch weiterhin selbstverantwortlich. Weder Autoren noch Verlag können für eventuelle Nachteile oder Schäden, die aus den im Buch gegebenen praktischen Hinweisen resultieren, eine Haftung übernehmen.

Umwelthinweis

Dieses Buch ist auf PEFC-zertifiziertem Papier gedruckt. PEFC garantiert, dass Holz- und Papierprodukte aus nachhaltig bewirtschafteten Wäldern stammen.

Die GU-Homepage finden Sie unter www.gu.de.